Un cuerpo 10 en 1 minuto

Primera edición: junio de 2023
Segunda edición: octubre de 2023
Título original: *"Yasetai" nante hitokoto mo ittenai noni yaseta 1-pun nejire-kin nobashi*
Publicado originalmente en 2021 por Sunmark Publishing, Inc., Tokyo, Japón

© Kyoko Imamura, 2021
© de la traducción, Raquel Viadel, 2023
© de esta edición, Futurbox Project S. L., 2023
Todos los derechos reservados, incluido el derecho de reproducción total o parcial de la obra.
Los derechos de traducción al castellano se han gestionado con Sunmark Publishing, Inc. a través de International Editors & Yáñez' Co S.L.

Diseño de cubierta: Taller de los Libros

Publicado por Kitsune Books
C/ Aragó, n.º 287, 2.º 1.ª
08009, Barcelona
www.kitsunebooks.org

ISBN: 978-84-18524-63-9
THEMA: VFMG
Depósito legal: B 10746-2023
Preimpresión: Taller de los Libros
Impresión y encuadernación: GraphyCems
Impreso en España – *Printed in Spain*

KYOKO IMAMURA

UN CUERPO 10 EN 1 MINUTO

Cómo recuperar tu figura con estiramientos
sencillos de 1 minuto al día

TRADUCCIÓN DE
Raquel Viadel

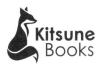

Kitsune
Books

ÍNDICE

Fui a una clínica para que me tratasen el dolor de espalda y resultó ser un centro osteopático con muy buena reputación en técnicas de pérdida de peso.

Es más, no solo adelgazabas, sino que no sufrías el temido efecto rebote.

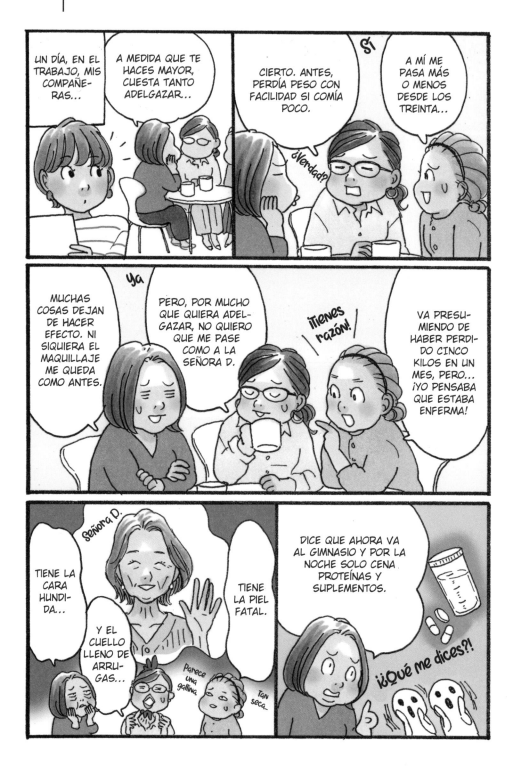

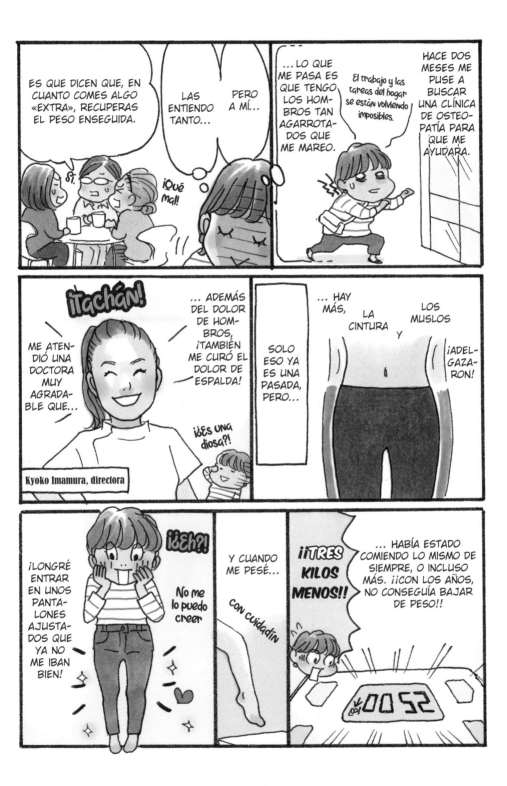

9

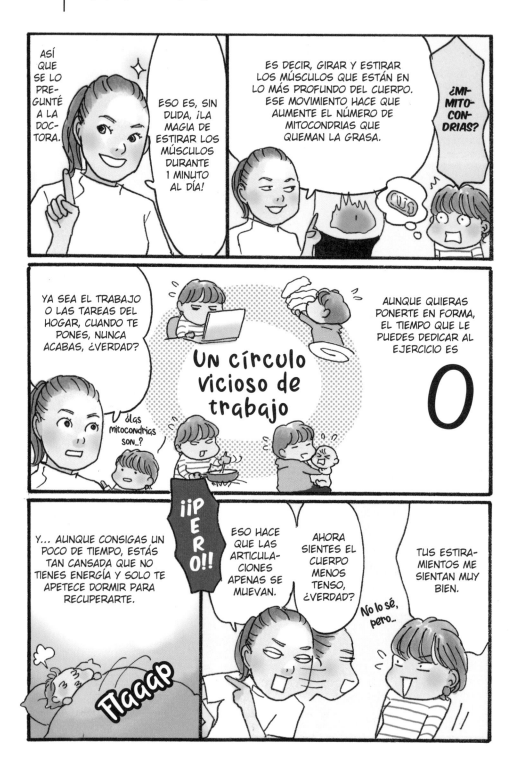

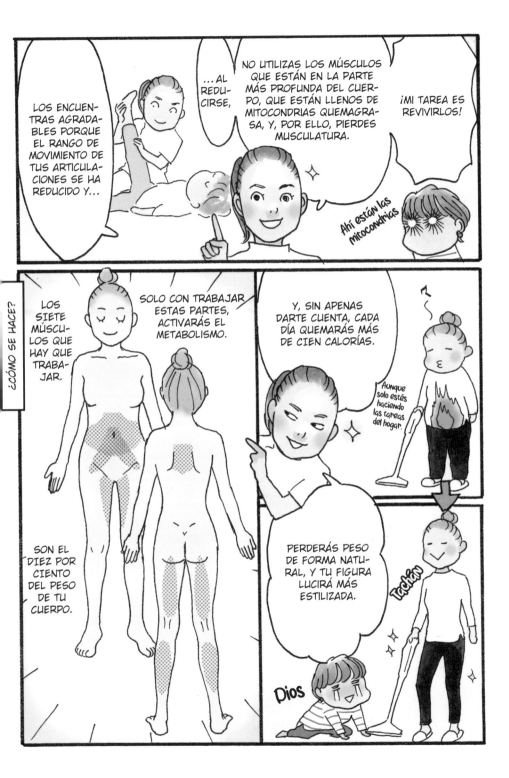

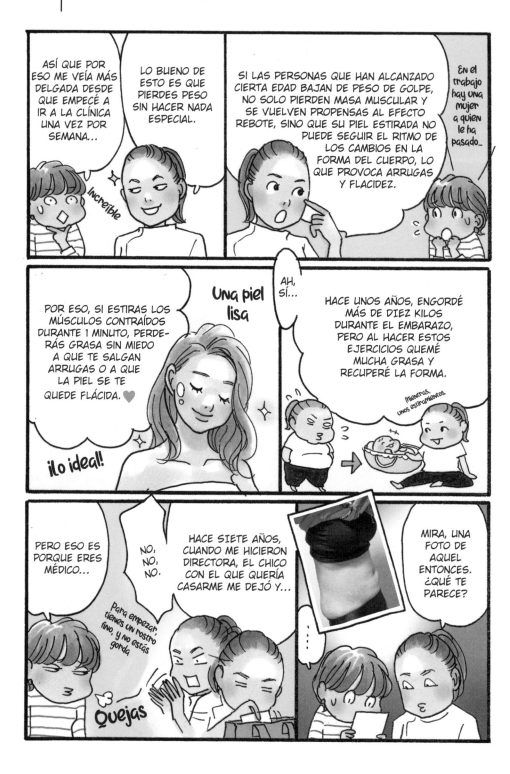

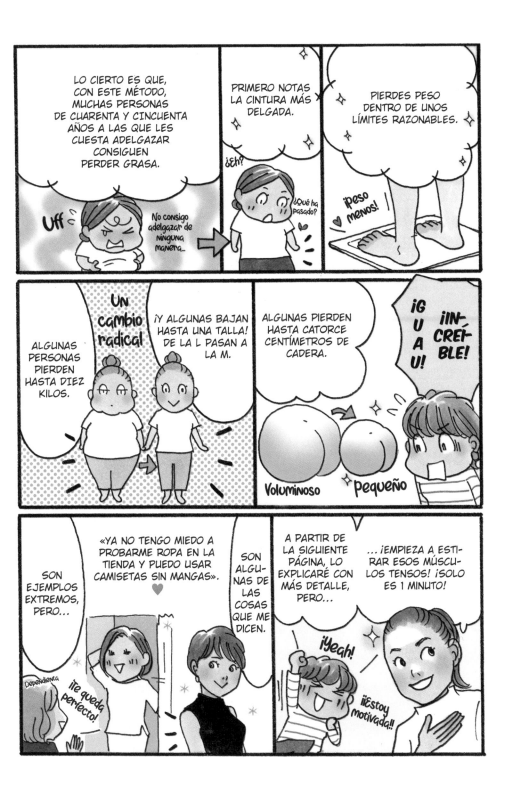

LO CIERTO ES QUE, CON ESTE MÉTODO, MUCHAS PERSONAS DE CUARENTA Y CINCUENTA AÑOS A LAS QUE LES CUESTA ADELGAZAR CONSIGUEN PERDER GRASA.

Uff

No consigo adelgazar de ninguna manera...

PRIMERO NOTAS LA CINTURA MÁS DELGADA.

¿Eh?

¿Qué ha pasado?

PIERDES PESO DENTRO DE UNOS LÍMITES RAZONABLES.

¡peso menos!

ALGUNAS PERSONAS PIERDEN HASTA DIEZ KILOS.

Un cambio radical

¡Y ALGUNAS BAJAN HASTA UNA TALLA! DE LA L PASAN A LA M.

ALGUNAS PIERDEN HASTA CATORCE CENTÍMETROS DE CADERA.

¡GUAU!

¡INCREÍBLE!

Voluminoso

pequeño

SON EJEMPLOS EXTREMOS, PERO...

«YA NO TENGO MIEDO A PROBARME ROPA EN LA TIENDA Y PUEDO USAR CAMISETAS SIN MANGAS».

SON ALGUNAS DE LAS COSAS QUE ME DICEN.

A PARTIR DE LA SIGUIENTE PÁGINA, LO EXPLICARÉ CON MÁS DETALLE, PERO...

... ¡EMPIEZA A ESTIRAR ESOS MÚSCULOS TENSOS! ¡SOLO ES 1 MINUTO!

Dependienta

¡Te queda perfecto!

¡Yeah!

¡¡Estoy motivada!!

A las mujeres con poca movilidad articular les cuesta perder peso

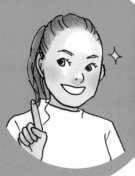

Omóplatos inmóviles

Los brazos gruesos y la espalda ancha son el resultado de la rigidez de hombros y la espalda encorvada.

Según un estudio sobre el rango de movimiento de la escápula de las mujeres a las que les cuesta perder peso...

... suponiendo que el rango general de movimiento es el 100 %, solo pueden mover los omóplatos:
- Hacia arriba: 67 %
- Hacia abajo: 41,7 %
- Hacia el lado: 50 %

No sube

No se desplaza

No baja

Cuando investigamos el rango de movimiento articular de docenas de mujeres de entre treinta y cuarenta años que tenían problemas para perder peso, observamos una clara división entre aquellas que mantenían un rango de movimiento articular normal y aquellas cuyo rango de movimiento se había reducido a menos de la mitad.

Además, en estas partes del cuerpo donde el movimiento se había reducido, encontramos muchos músculos que contienen abundantes mitocondrias, unas poderosas aliadas que descomponen y consumen la grasa. En otras palabras, por culpa de la falta de movimiento articular, el cuerpo estaba acumulando energía que debería haberse consumido.

Columna vertebral inmóvil

Dolor lumbar, hombros agarrotados, dolor de espalda y michelines

Según un estudio sobre el rango de movimiento del tronco en las mujeres a las que les cuesta perder peso...

... suponiendo que el rango general de movimiento es el 100 %, solo pueden:
- Doblarse hacia el lado: 31,7 %
- Doblarse hacia delante: 69,4 %
- Doblarse hacia atrás: 58,3 %

No puedes inclinarte hacia los lados.

No puedes inclinarte hacia delante.

No puedes doblarte hacia atrás.

Cadera inmóvil

Glúteos caídos, muslos externos duros y muslos internos con celulitis

Según un estudio sobre el rango de movimiento de la cadera de las mujeres a las que les cuesta perder peso...
... suponiendo que el rango general de movimiento es el 100 %, solo pueden mover la cadera:
- Hacia afuera: 55,6 %
- Hacia dentro: 42,6 %

Si te cuesta perder peso por culpa de una limitada movilidad articular...

... ten cuidado con estos movimientos cuando te resulten difíciles de hacer.

Rotar hacia afuera los tobillos.

Rotar hacia adentro los tobillos.

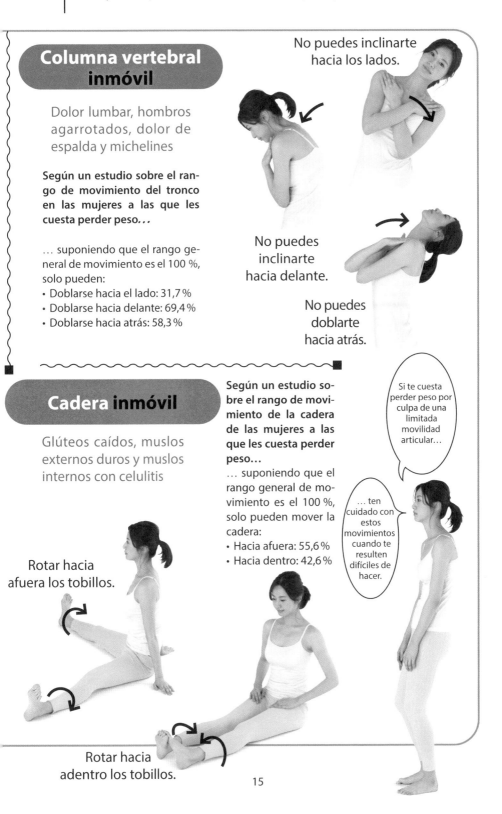

15

Gira y estira los músculos durante 1 minuto para mejorar el movimiento de las articulaciones y adelgazar sin darte cuenta

1 Estiramiento de brazos

Flexiona los brazos y gira el cuerpo.

2 Estiramiento de piernas

Inclina las piernas hacia dentro y el cuerpo hacia delante.

3 Estiramiento de la cara interna de las piernas

Abre las piernas mirando hacia afuera e inclina el cuerpo hacia delante.

La forma más efectiva es hacer los estiramientos durante 1 minuto hasta el punto de sentir un dolor agradable.

4 Estirar y flexionar

Abre las piernas, pon una delante y la otra detrás, y dobla la parte superior del cuerpo.

5 Flexionar la cadera y recuperar la cintura

Abre los brazos en forma de cruz. Recoge las piernas y haz fuerza con el estómago.

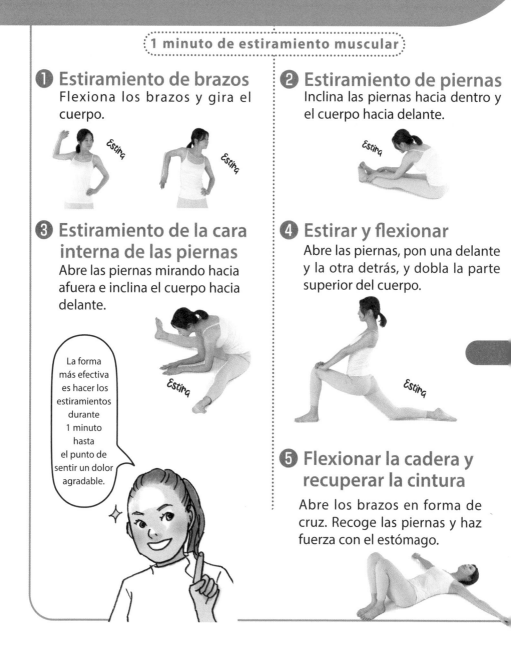

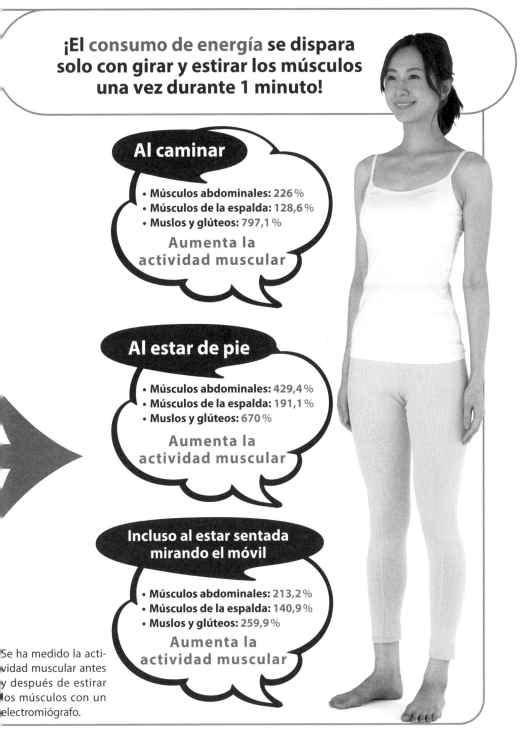

¡El consumo de energía se dispara solo con girar y estirar los músculos una vez durante 1 minuto!

Al caminar

- **Músculos abdominales:** 226 %
- **Músculos de la espalda:** 128,6 %
- **Muslos y glúteos:** 797,1 %

Aumenta la actividad muscular

Al estar de pie

- **Músculos abdominales:** 429,4 %
- **Músculos de la espalda:** 191,1 %
- **Muslos y glúteos:** 670 %

Aumenta la actividad muscular

Incluso al estar sentada mirando el móvil

- **Músculos abdominales:** 213,2 %
- **Músculos de la espalda:** 140,9 %
- **Muslos y glúteos:** 259,9 %

Aumenta la actividad muscular

Se ha medido la actividad muscular antes y después de estirar los músculos con un electromiógrafo.

¡Un desafío para quienes no consiguen perder peso!

50 años

Aunque ya había

¡perdió 10 kg y

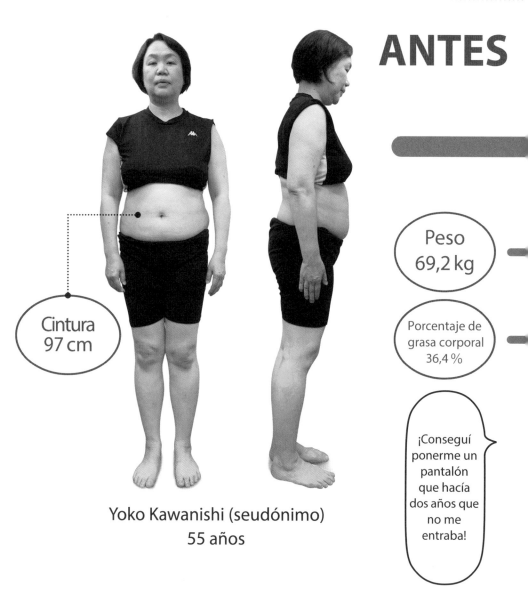

ANTES

Cintura
97 cm

Yoko Kawanishi (seudónimo)
55 años

Peso
69,2 kg

Porcentaje de
grasa corporal
36,4 %

¡Conseguí
ponerme un
pantalón
que hacía
dos años que
no me
entraba!

entrado en la menopausia, redujo 7 cm de cintura!

DESPUÉS

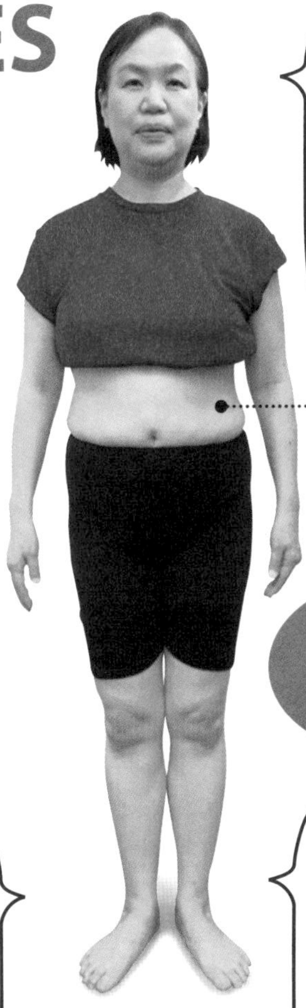

¡Me sorprendió adelgazar a pesar de seguir saliendo a cenar y a tomar unas copas!

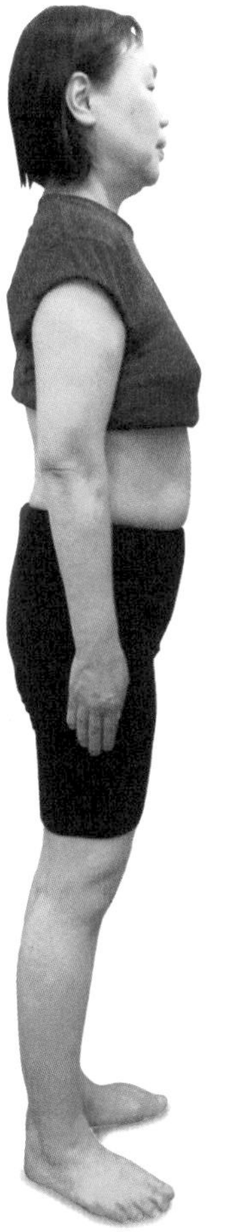

Peso 59,2 kg

Porcentaje de grasa corporal 29,6 %

Cintura 90 cm

Me alegra poder ponerme los zapatos mientras estoy a la pata coja.

¡He encontrado ropa de mi talla en Uniqlo!

¡Lo he hecho!
1 minuto de estiramiento muscular

40 años

Pensó que era imposible y…

¡consiguió perder 5 kg y reducir 9 cm de cintura!

Mie Yamano (seudónimo)
47 años

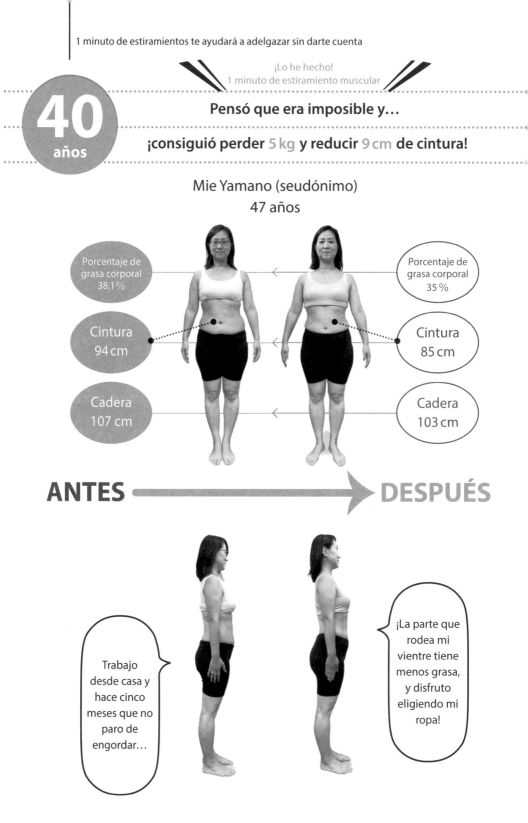

Porcentaje de grasa corporal 38,1%

Porcentaje de grasa corporal 35 %

Cintura 94 cm

Cintura 85 cm

Cadera 107 cm

Cadera 103 cm

ANTES → **DESPUÉS**

Trabajo desde casa y hace cinco meses que no paro de engordar…

¡La parte que rodea mi vientre tiene menos grasa, y disfruto eligiendo mi ropa!

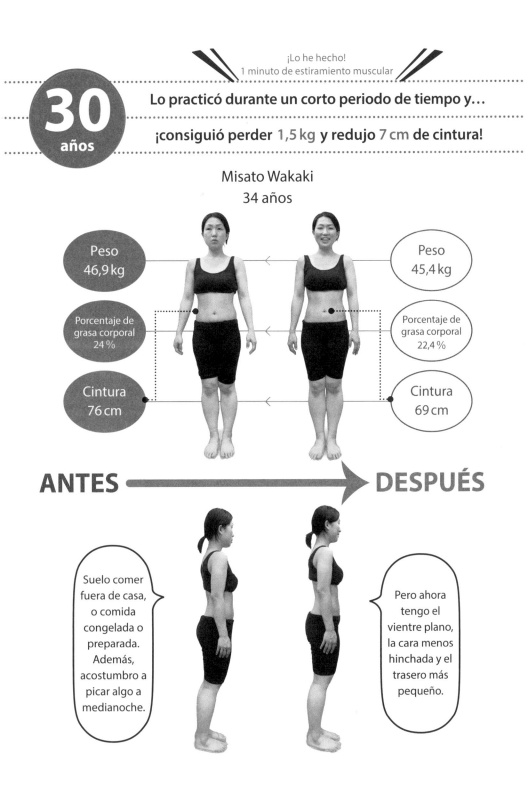

¡Lo he hecho!
1 minuto de estiramiento muscular

30 años

Lo practicó durante un corto periodo de tiempo y…

¡consiguió perder 1,5 kg y redujo 7 cm de cintura!

Misato Wakaki
34 años

Peso
46,9 kg

Porcentaje de
grasa corporal
24 %

Cintura
76 cm

Peso
45,4 kg

Porcentaje de
grasa corporal
22,4 %

Cintura
69 cm

ANTES ➡ **DESPUÉS**

Suelo comer fuera de casa, o comida congelada o preparada. Además, acostumbro a picar algo a medianoche.

Pero ahora tengo el vientre plano, la cara menos hinchada y el trasero más pequeño.

¡Lo he hecho!
1 minuto de estiramiento muscular

30 años

Sin hacer ejercicio y sin dejar el alcohol,

¡consiguió perder 2 kg y 5 cm de cintura!

Takako Mikami
31 años

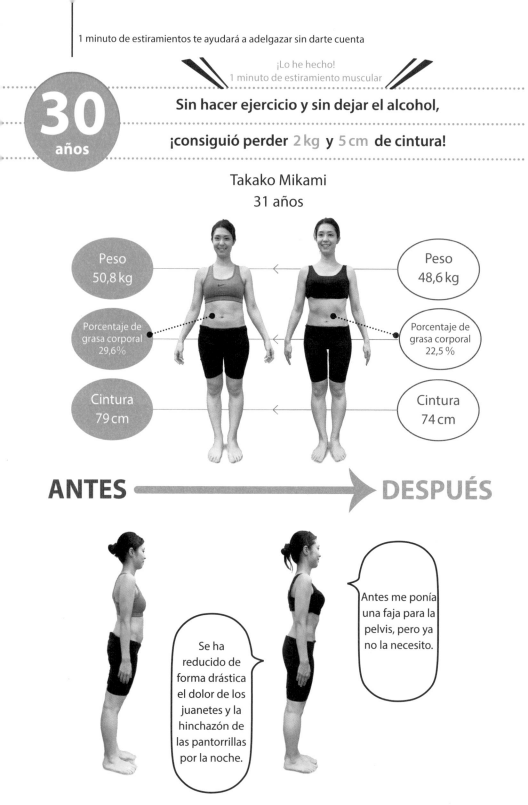

Peso
50,8 kg

Peso
48,6 kg

Porcentaje de
grasa corporal
29,6 %

Porcentaje de
grasa corporal
22,5 %

Cintura
79 cm

Cintura
74 cm

ANTES ➡ **DESPUÉS**

Se ha reducido de forma drástica el dolor de los juanetes y la hinchazón de las pantorrillas por la noche.

Antes me ponía una faja para la pelvis, pero ya no la necesito.

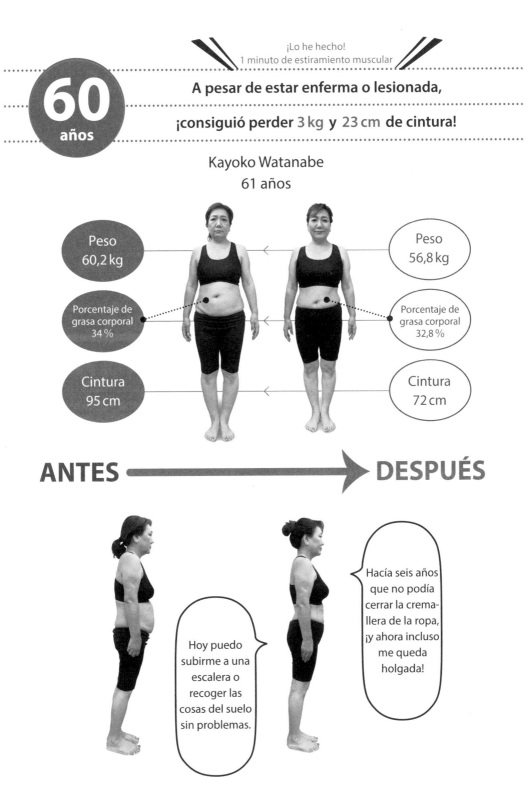

Introducción

Casi tres meses después de empezar a trabajar en una clínica de osteopatía cerca del centro de la ciudad, comencé a recibir una avalancha de reservas de modelos y mujeres con trabajos relacionados con el ocio nocturno. Sorprendida, pregunté a mis pacientes al respecto; al parecer, me había vuelto muy popular porque corría un rumor: «¡He adelgazado solo por ir a la clínica osteopática una vez a la semana!».

Al principio, la mayoría de mis pacientes me decían que notaban los hombros menos agarrotados o que ya casi no tenían dolor lumbar, pero lo cierto es que, tras dos o tres meses, también parecían notar el vientre más plano o los muslos más delgados. Elegí este oficio porque quería ayudar a las personas que sufrían de dolor, rigidez muscular u otras dolencias. Antes trabajaba en la rehabilitación postquirúrgica para personas mayores; por ello, no prestaba mucha atención a los cambios en la forma del cuerpo de mis pacientes.

Justo después de que la gente me agradeciera que los hubiera ayudado a adelgazar, engordé más de diez kilos y comencé a pensar seriamente en la forma de mi cuerpo.

Mi porcentaje de grasa corporal aumentó hasta llegar a un treinta y tres por ciento, toda la ropa me apretaba y resaltaba mis michelines, que sentía como un gran cinturón de carne. Cualquiera podía darse cuenta de que la forma de mi cuerpo no era la misma, pero utilicé como excusa lo ocupada que estaba en el trabajo para no pensar en mi cuerpo.

Al engordar diez kilos, sentía que todos me criticaban.

Un día, el hombre del que estaba enamorada me dijo de repente: «Vaya barriga has echado».

En ese momento, traté de sonreír, pero por dentro estaba sorprendida, conmocionada y herida. Desde entonces, cada vez que escuchaba las palabras «redondeado» o «grande», palabras a las que antes no había prestado atención, notaba una presión en el pecho. Hiciera lo que hiciera, sentía que me culpaban por estar gorda.

Así pues, decidí esforzarme y empecé a levantar pesas y a hacer flexiones todos los días. Sin embargo, quizá porque el entrenamiento muscular era muy intenso, los músculos de mis muslos empezaron a crecer y mi cuerpo se volvió fuerte.

Tenía los hombros cada vez más grandes y los brazos hinchados. Cuando me ponía una camiseta, me apretaba tanto que sentía que me iba a cortar la circulación. Mis pacientes, que nunca me habían dicho que quisieran perder peso, adelgazaban, mientras que yo, que sí pretendía adelgazar, no lo conseguía por mucho que lo intentara. Llegados a este punto, me resultaba absurdo hacer ejercicio.

Fue entonces cuando me di cuenta del potencial que tenían mis tratamientos: cuando empecé a girar y a estirar los músculos, perdí peso enseguida.

Quiero enseñar esto a todas aquellas personas que sufren por su figura. Creo que para ello es necesario ver los cambios del cuerpo con números objetivos; por eso, decidí recopilar datos. Mucha gente ya me había trasladado su agradecimiento porque había perdido barriga o por conseguir ponerse esos pantalones que ya no le entraban. Por eso, empecé a medir la cintura, la cadera, el peso y el porcentaje de grasa corporal de aquellas pacientes que me dieron permiso. Descubrí que conseguían adelgazar el abdomen, los glúteos y los muslos mientras que el porcentaje de grasa corporal disminuía de forma natural: es decir, habían perdido peso.

Entre ellas, hubo algunas que consiguieron unos resultados sorprendentes, como adelgazar diez kilos de peso y reducir catorce centímetros de cadera. Todas siguieron el mismo tratamiento una vez a la semana, sin realizar ningún ejercicio intenso.

Con las pacientes, que abarcaban una amplia gama de edades (desde los treinta hasta los sesenta años), nos enfocábamos en aumentar el rango de movimiento de las articulaciones y, con ello, hacer trabajar a los músculos más profundos que, hasta entonces, habían permanecido inactivos. Solo con eso perdían peso de forma natural, no importaba su edad o si hacían ejercicio.

Este libro te permitirá seguir este tratamiento por ti misma. ¡Y desde casa!

Me esforcé mucho haciendo ejercicios musculares y mi cuerpo seguía poniéndose fuerte, pero no lograba perder peso. Al igual que mis pacientes, me concentré en expandir el rango de movimiento de mis articulaciones y estirar los músculos más profundos. A partir de entonces, empecé a perder peso poco a poco, y mi cuerpo volvió a la normalidad. Mi porcentaje de grasa corporal bajó al veinticuatro por ciento. Unos años más tarde, gané quince kilos de peso durante el embarazo y, tres meses después del parto, regresé a mi forma original: para ello, solo tuve que recuperar el movimiento de las articulaciones que se habían agarrotado durante la gestación.

Estos son algunos de los resultados conseguidos por quienes han probado el método de girar y estirar los músculos durante 1 minuto:

- Un vientre plano y una cintura bonita
- Unos glúteos firmes y más pequeños
- Unos muslos y pantorrillas más delgadas
- Pérdida de peso y disminución del porcentaje de grasa corporal
- Desaparición de la hinchazón de la cara y las piernas
- Desaparición del estreñimiento
- Una mejor postura
- Una mejor forma de caminar y estar de pie
- Un alivio de los dolores corporales
- Moderación del apetito

Hay hasta cinco estiramientos de 1 minuto que puedes realizar mientras haces otras tareas: así te será más fácil incorporarlos a tu vida cotidiana.

Muchas pacientes mayores y de mediana edad dicen que cada vez les cuesta más perder peso, pero solo con cambiar la forma en que usan sus articulaciones y músculos consiguen adelgazar y reducir el porcentaje de grasa corporal.

Tampoco hay restricciones dietéticas. No hay nada que no puedas comer, como, por ejemplo, dulces o fritos.

Además, dado que algunas personas necesitan salir a tomar algo después del trabajo, está permitido beber. Por eso, conseguimos evitar el famoso efecto rebote de las dietas restrictivas, que aparece cuando se come un poco más de la cuenta.

Muchas mujeres dicen que, a medida que envejecen, no consiguen adelgazar por mucho ejercicio que hagan o por muy poco que coman. Algunas tienen serios problemas como no querer mirarse al espejo, subirse a la báscula, hacerse fotografías, conocer gente nueva… incluso dicen que ya no les entra ni la ropa interior, o que se sienten culpables cuando comen. Por mucho que una deje de comer, cada vez obtiene menos resultados conforme envejece, y eso solo hace que aumente la preocupación por la figura. Estas mujeres dejan de intentar perder peso porque se sienten impotentes al no conseguir resultados: es algo muy duro.

Pero ahora ya no hay problema. No importa la edad que tengas: puedes perder peso de forma natural al mover correctamente las articulaciones y activar los músculos más profundos que hasta ahora no ejercitabas. Si lo que te preocupa es que engordas con facilidad y te cuesta adelgazar, dale una oportunidad a este método.

Capítulo

1

Si el número de
mitocondrias
disminuye,
no perderás
peso por mucho
que lo intentes

La razón por la que no consigues adelgazar

A medida que envejecen, cada vez más mujeres se quejan de que no consiguen adelgazar a pesar de comer poco. Dicen que, a partir de los treinta y tantos, lejos de adelgazar, no dejan de ganar peso. Si no ha habido ningún cambio notable en la cantidad de ejercicio que haces al día o en tu dieta, y si no sabes cuál es la razón por la que engordas, tal vez esto se deba a que la cantidad de mitocondrias de tu cuerpo se ha reducido.

«¿Mitocondrias? ¿Y eso qué es…?». Si no lo sabes, no te preocupes, es normal.

Las mitocondrias se encuentran en las células y queman la grasa y los azúcares acumulados en el organismo. Cuando las mitocondrias se agotan, el cuerpo se vuelve como una vela sin mecha. Como no hay mecha (las mitocondrias) para encender la cera (es decir, la grasa y el azúcar), la grasa sigue acumulándose en el cuerpo.

Para conseguir adelgazar, lo más importante es encontrar la forma de consumir la grasa acumulada. Cuando la cantidad de mitocondrias se reduce, perder peso se vuelve más difícil.

Disminuyen o desaparecen las encargadas de quemar la grasa.

Sin mitocondrias, la dieta tampoco hace efecto.

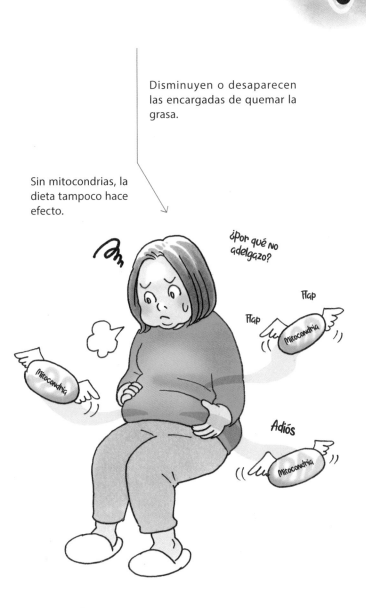

Las mitocondrias

Son orgánulos de las células que consumen la grasa y el azúcar, y sintetizan trifosfato de adenosina (ATP, por sus siglas en inglés), que es la fuente de energía que impulsa el cuerpo las veinticuatro horas del día. También se las conoce como «la fábrica de energía celular».

Las personas con menos mitocondrias tienen cuerpos más rígidos

Aunque te digan que la cantidad de mitocondrias en tu cuerpo está disminuyendo, como no puedes verlo, no eres consciente de ello y, por este motivo, tampoco piensas en cómo solucionarlo. No obstante, hay dos formas de saber si las mitocondrias se han reducido. La primera es la baja temperatura corporal. Con los años, cuando las células musculares que contienen una gran cantidad de mitocondrias disminuyen, el cuerpo produce menos calor y, por lo tanto, está más frío.

La segunda es sentir el cuerpo rígido. Muchos de los músculos donde abundaban las mitocondrias también poseen la función de mantener los huesos y las articulaciones en la posición correcta. Pero cuando se reduce de manera significativa la capacidad del cuerpo para moverse, el movimiento de las articulaciones empeora y los músculos que sostienen dichas articulaciones dejan de trabajar. Esto da como resultado una pérdida de la musculatura.

A medida que estos músculos se debilitan, las articulaciones se deterioran, lo que origina un círculo vicioso en el que cada vez más músculos se vuelven más difíciles de mover y van debilitándose. Lo que, a su vez, reduce el número de mitocondrias.

La escasa flexión lateral de la columna vertebral, la reducción del movimiento de los omóplatos hacia la columna y la incapacidad de girar las piernas hacia adentro o hacia afuera son los tres mayores problemas de movimiento articular. En algunas partes del cuerpo, el rango de movimiento se reduce un setenta por ciento de media en comparación con las personas cuyas articulaciones se mueven con normalidad.

Pero no te preocupes, cuantos más músculos inactivos tengas, más fuerte trabajarán cuando los despiertes y empieces a quemar grasa.

Si el movimiento articular es pobre…

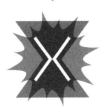

① Los músculos se mueven menos
Movimientos como caminar, sostener peso o mantener la postura se restringen de forma involuntaria.

② Pierdes musculatura
La restricción de movimientos que antes eran posibles hace que ya no se utilicen los músculos y, por tanto, se debiliten.

③ Músculos sobrecargados
Otro músculo tiene que soportar la carga que correspondía al músculo debilitado y, por ello, se sobrecarga.

¿Por qué disminuyen las mitocondrias, las grandes aliadas contra la odiosa grasa?

La gran pregunta es: ¿por qué disminuyen las mitocondrias?

La mayoría de las células contienen mitocondrias, pero la cantidad de estas varía mucho de unas células a otras. Los músculos cuyas células contienen una gran cantidad de mitocondrias están siempre activos en lo más profundo del cuerpo, porque se encargan, entre otras funciones, de mantener la postura. Hacer trabajar con frecuencia estos músculos mejora el flujo sanguíneo, aumenta la densidad muscular y asegura mantener una buena cantidad de mitocondrias. Pero si estos músculos no se utilizan, las mitocondrias entran en estado de inactividad, lo que también reduce la capacidad de quemar grasas y azúcares. Incluso puede disminuir su número: así, en un abrir y cerrar de ojos, los músculos se debilitarán, y hagas lo que hagas, tu cuerpo no quemará grasa.

Cuando alguien escucha la palabra «músculo», lo primero en lo que piensa son pesas y gimnasios, pero la buena noticia es que los músculos abundantes en mitocondrias no se entrenan así. Las mitocondrias son, en definitiva, las grandes aliadas de quienes desean perder peso.

Pero eso no es todo. Las mitocondrias son como «centrales eléctricas»: queman grasa y azúcar para convertirlas en energía, por lo que, si disminuyen, el cuerpo siente más frío y aumentan las posibilidades de enfermar.

Por el contrario, si el número de mitocondrias crece, te sentirás menos cansada y no te costará tanto despertarte por las mañanas. En otras palabras, las mitocondrias son la clave de una buena salud.

Mitocondria

Convierte la grasa y el azúcar en energía.

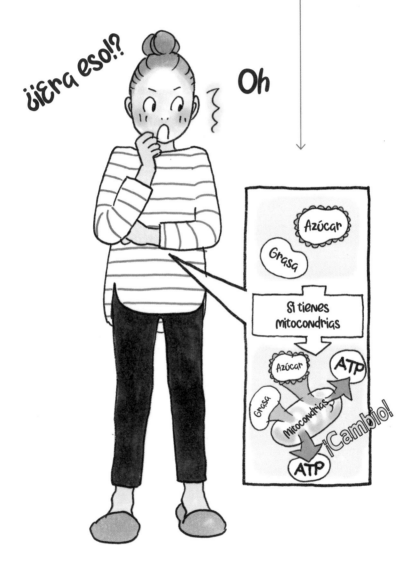

Métodos extremos para aumentar las mitocondrias

El aumento de mitocondrias aporta muchos beneficios; por ello, se han realizado varios estudios para descubrir cómo se puede incrementar su número. Por ejemplo, se sabe que las mitocondrias aumentan cuando el cuerpo se acostumbra a realizar ejercicio intenso durante un largo periodo de tiempo. Cuando se lleva el cuerpo al límite y este siente la falta de energía, las células empiezan a trabajar para que el número de mitocondrias crezca.

Otro estudio también afirma que, cuando se reduce un setenta por ciento la ingesta total de calorías diarias, aumentan las mitocondrias y se activa la sirtuina, conocida como el «gen de la longevidad». Además, se sabe que la estimulación con frío, como sumergirse en agua helada o aplicar una bolsa de hielo sobre alguna parte del cuerpo, aumenta el número de mitocondrias, porque el cuerpo reconoce que necesita energía.

El problema es que la clave de todos estos métodos es «llevar el cuerpo al límite». Todos ellos requieren un esfuerzo extraordinario y una gran fuerza de voluntad o perseverancia. Mucha gente dice que, si fuera capaz de hacer eso, no estaría en tan baja forma. Es una solución imposible para las personas a las que no les gusta hacer ejercicio o para quienes les encanta comer y no son capaces de saltarse una comida o merienda.

Para quienes puedan hacerlo, estos métodos aumentan de manera notable el número de mitocondrias.

Mitocondria

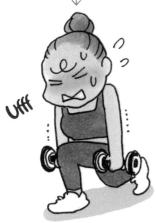

Entrenar duro.

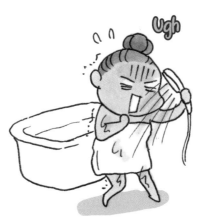

Reducir la ingesta de comida a la mitad.

Bañarse o ducharse con agua fría.

La forma más fácil de aumentar las mitocondrias es estirar las zonas afectadas

Pero ahora llegan las buenas noticias: nuestro cuerpo cuenta con siete músculos que contienen una gran cantidad de mitocondrias, y ponerlos a trabajar puede ayudarte a perder peso. Estos siete músculos se encuentran principalmente alrededor de la espalda, el abdomen y la cintura: también se conocen como «músculos internos» porque se encuentran adheridos a los huesos y mantienen el esqueleto y las articulaciones en la posición correcta. Igualmente, se los denomina «músculos mitocondriales», ya que contienen una gran cantidad de mitocondrias que queman la grasa del cuerpo y la convierten en energía. Estos músculos no se expanden ni se contraen como los que trabajamos durante un entrenamiento muscular, pero, si los estiramos un poco a diario, la circulación de la sangre mejorará, la temperatura corporal aumentará y el metabolismo se acelerará.

Si activamos correctamente estos músculos, el rango de movimiento de las articulaciones situadas junto a ellos aumentará, y nuestro cuerpo se moverá más todos los días, por lo que nuestro organismo consumirá más energía. Conforme aumente la densidad muscular, también lo hará el número de mitocondrias. Todos estos cambios ayudarán al cuerpo a quemar cada vez más grasa y convertirla en energía.

Los «músculos mitocondriales» tienen treinta veces más capacidad de quemar grasa que los músculos externos, que tienen menos mitocondrias. En otras palabras, estos músculos tienen el potencial de ayudarte a adelgazar.

Los músculos repletos de mitocondrias y que tienden a estar contraídos son: el psoas mayor, en la parte profunda del abdomen; los aductores, en la parte interna del muslo; los músculos semitendinoso y semimembranoso, en la parte posterior del muslo; y el músculo sóleo, en las pantorrillas. Por otro lado, los romboides, situados entre los omóplatos, y el transverso abdominal, que cubre el abdomen, tienden a estirarse y debilitarse.

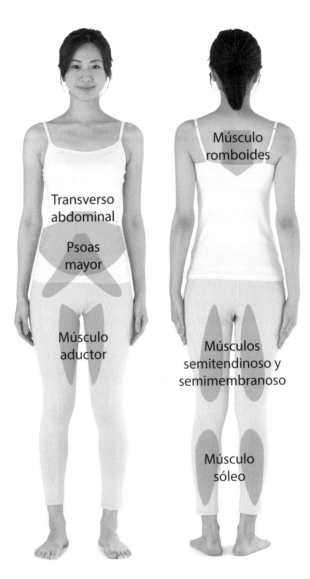

Músculo romboides

Transverso abdominal

Psoas mayor

Músculo aductor

Músculos semitendinoso y semimembranoso

Músculo sóleo

Los estiramientos estimulan y activan los músculos mitocondriales

La postura tiene un gran impacto sobre las articulaciones unidas a los músculos mitocondriales. Algunas malas posturas, como tener la espalda encorvada, estar de pie si se cuenta con una barriga prominente o mantener el centro de gravedad inclinado, pueden provocar que las articulaciones adopten una mala posición. Si esto no se controla, los músculos de la articulación permanecerán tensos o contraídos, lo que nos impedirá utilizarlos como se debe. Para reactivar los músculos mitocondriales inactivos, podemos estimularlos con estiramientos lentos. Además, si los estiramos de manera lenta y continuada hasta su longitud máxima, restauraremos el rango de movimiento de las articulaciones. Cuando estas se muevan con normalidad, los demás músculos recuperarán su elasticidad original, aumentará la densidad de las fibras musculares y la cantidad de mitocondrias y, finalmente, se acelerará el metabolismo.

De esta forma, y sin hacer nada, tu cuerpo consumirá energía durante veinticuatro horas, y adelgazarás.

Los músculos mitocondriales consumen mucha energía al estirarlos; por ello, cuando estires tus músculos debilitados e inactivos, tu consumo de energía se disparará, y poco a poco te será más fácil perder peso.

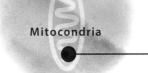

Los músculos consumen más energía al contraerse.

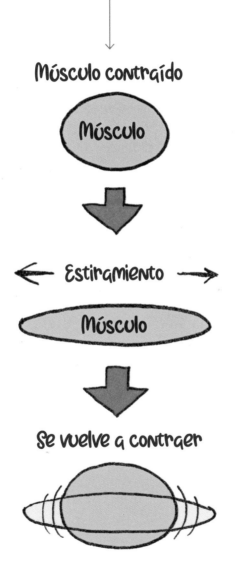

Músculo contraído

Músculo

Estiramiento

Músculo

Se vuelve a contraer

¡Consume energía!

¿Perder varios kilos en pocas semanas provoca arrugas y flacidez?

Últimamente, cada vez más personas pierden muchos kilos en poco tiempo siguiendo una dieta estricta, entrenando en el gimnasio o realizando ejercicios musculares intensos, como el aeróbic. Esto, sin embargo, no es recomendable para todo el mundo. Algunas personas consiguen su objetivo, pero, en muchos casos, a partir de los treinta, la piel no es capaz de seguir el ritmo de los cambios del cuerpo. Esto puede generar problemas como el exceso de piel alrededor de la cara, el abdomen y la cintura, lo que dará lugar a arrugas horizontales y muy profundas en el cuello, la parte inferior del abdomen y las nalgas. La flacidez en la piel del rostro es, en concreto, la consecuencia más visible y puede hacer que parezcas mucho mayor de lo que eres realmente. Además, algunas personas sufren de sequedad en la piel debido a la carencia de algunos nutrientes por culpa de seguir una dieta estricta. Seguro que, aunque quieras adelgazar, prefieres evitar el aumento de arrugas, la flacidez y el envejecimiento. Si una persona adulta quiere perder peso sin ninguna consecuencia, no debe ser impaciente.

Capítulo

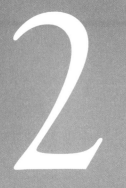

Para personas perezosas: adelgazar con solo estirar los músculos

¡Compruébalo al detalle con un electromiógrafo!

El increíble resultado de 1 minuto de estiramientos

Caminando

Tasa de cambio en la actividad muscular después de 1 minuto de estiramientos

Transverso del abdomen	207,2 %
Oblicuo externo	245 %
Dorsal ancho	128,6 %
Glúteo mayor	187,3 %
Semimembranoso	2000 %
Aductores	204,1 %

Al estirar la parte posterior del muslo durante 1 minuto y activar el músculo, podrás estirar la rodilla, una articulación difícil de estirar, perfectamente. Además, al facilitar la rotación de la pelvis, también aumentará la actividad de las fibras musculares alrededor del abdomen.

Quiero agradecer a Takanori Yoshida, profesor asociado en la Universidad de Ciencias de la Salud de Kansai, su ayuda con las mediciones.

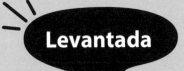

Levantada

Tasa de cambio en la actividad
muscular después de 1 minuto
de estiramientos

Transverso del abdomen	527,3 %
Oblicuo externo	331,5 %
Dorsal ancho	191,1 %
Glúteo mayor	217,7 %
Semimembranoso	1500 %
Aductores	292,2 %

Sentada

Tasa de cambio en la actividad
muscular después de 1 minuto
de estiramientos

Transverso del abdomen	98,7 %
Oblicuo externo	327,7 %
Dorsal ancho	140,9 %
Glúteo mayor	153,8 %
Semimembranoso	500 %
Aductores	125,8 %

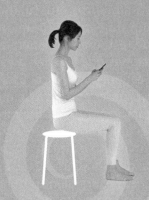

Cuando estires los músculos durante 1 minuto y después te levantes, la rotación interna de la
rodilla será más fácil, y los músculos de la parte posterior del muslo, que van desde las nalgas a las
rodillas, estarán bien estirados y
activos. Además, los músculos de
la cintura se moverán al ponerte
en pie.

Después de 1 minuto de estiramientos, el movimiento de torsión de la
cintura se vuelve más fácil de hacer
y la actividad de los músculos abdominales tiende a aumentar durante
el inevitable y sutil giro del cuerpo
al mirar el móvil. Además, puesto
que tendremos un mejor movimiento giratorio de la cadera, las rodillas
estarán más cerca la una de la otra y
los músculos que van desde la pelvis
hasta el interior de los muslos se acti-
varán a pesar de estar sentada.

Cualquier cuerpo adelgazará con estiramientos de 1 minuto

La forma más eficiente de activar los músculos mitocondriales, que tienen una gran influencia en la pérdida de peso, son los estiramientos musculares de 1 minuto. La característica común de estos estiramientos es el movimiento de «torsión», que restaura de manera eficiente el movimiento de las articulaciones que tienden a estar comprimidas, como los hombros, la cadera y el tronco. Esta situación ocurre porque no solemos incorporar este tipo de movimientos de torsión en nuestro día a día. Además, la mayoría de los músculos no suelen estar «rectos», por lo que realizar estiramientos a la vez que giramos el músculo estimula el conjunto muscular de manera más eficaz que simplemente estirando.

Los estiramientos duran 1 minuto porque se necesita cierto tiempo para expandir el rango de la articulación. Si solo quieres estirar los músculos, basta con veinte o treinta segundos. Estirar durante 1 minuto es lo más eficaz para desentumecer las articulaciones rígidas: si le dedicamos menos tiempo, el rango de la articulación no se expande lo suficiente; por otro lado, emplear más tiempo tiene un efecto parecido a hacerlo durante un minuto.

Después de este minuto de estiramientos, recuperarás el rango de movimiento de las articulaciones, las mitocondrias empezarán a quemar grasa y se acelerará tu metabolismo, lo que hará que pierdas peso poco a poco. A lo largo del tratamiento, muchas

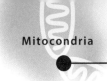

pacientes han perdido grasa de manera significativa, sobre todo alrededor del abdomen, los glúteos y los muslos.

Ten en cuenta que aumentar el rango de movimiento de las articulaciones, aunque sea solo un milímetro, es un atajo que te ayudará a adelgazar y dar lo mejor de ti todos los días.

Omóplato

Recupera el movimiento del tronco y los hombros

A menos que tengas la costumbre de mover la columna vertebral y los omóplatos, tu movilidad empeorará cada vez más.

Cadera

Recupera el movimiento de la cadera

Actualmente, en nuestro día a día, cada vez movemos menos las piernas, por lo que la movilidad empeora.

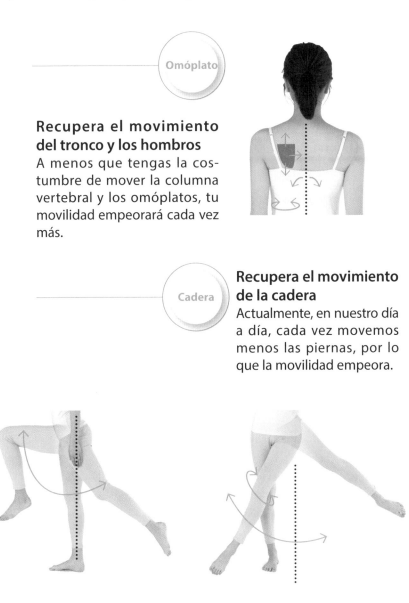

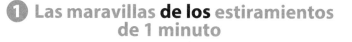

① Las maravillas de los estiramientos de 1 minuto

Estirar mientras te relajas

Los estiramientos de 1 minuto son muy simples: solo tienes que girar y estirar el cuerpo. Es un ejercicio muy popular entre las personas muy ocupadas o que no disfrutan haciendo deporte, porque es posible realizarlos desde la comodidad de tu casa y no necesitas ningún equipamiento especial. Como lo puedes hacer mientras te relajas, este ejercicio ayuda a equilibrar el sistema nervioso autónomo y a aliviar la tensión física y mental. Me alegra escuchar que tantas personas ya no notan que su cuerpo está siempre agarrotado y que ahora pueden dormir mejor.

A menudo me comentan que les agrada poder hacer los estiramientos mientras realizan otras tareas, y que incluso pueden dividir los ejercicios en pequeñas partes. Siempre que hagas el movimiento de girar y estirar con firmeza, estos estiramientos te ayudarán a recuperar el rango de movimiento de las articulaciones; cómo decidas hacerlo depende, sin embargo, de ti.

Puedes hacer los estiramientos mientras ves la tele o juegas con el móvil: no hay motivo para frustrarse si te resulta difícil contar cada segundo. Si encuentras el momento adecuado del día (como al despertarte, antes de irte a la cama o mientras te lavas los dientes) para hacer los ejercicios de manera cómoda, te será más fácil convertirlos en un hábito y conseguirás resultados con mayor velocidad. ¡Inténtalo!

¡Puedes hacerlos mientras
realizas otras cosas!

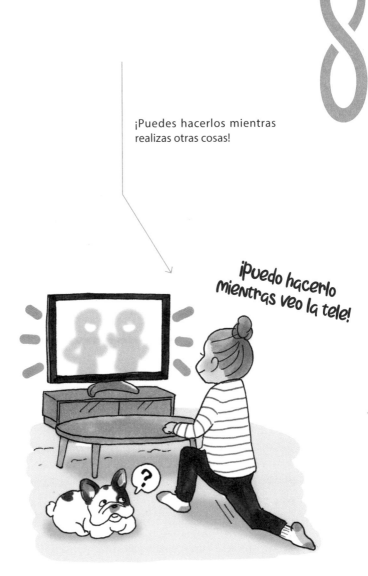

Así, podrás incluirlos en tu rutina sin importar
lo ocupada que estés.

❷ Las maravillas **de los** estiramientos de 1 minuto

Aumenta el consumo de energía mientras duermes

Girar y estirar los músculos durante 1 minuto restablece el rango de movimiento de las articulaciones, despierta las mitocondrias inactivas y mejora la circulación sanguínea. Como resultado, el cuerpo se calienta desde el interior y aumenta el consumo de energía, lo que incrementa el metabolismo basal hasta el punto de que algunas personas incluso sudan. En otras palabras, tu cuerpo consumirá grasa aunque no hagas ejercicio.

Además, si sigues haciendo los estiramientos de forma continuada, tu densidad muscular aumentará junto al número de mitocondrias. De esta manera, la capacidad de tu cuerpo para quemar grasa y convertirla en energía aumentará de forma drástica y, estés despierta o dormida, tu cuerpo consumirá grasa las veinticuatro horas del día, los trescientos sesenta y cinco días del año. Así, tu cuerpo perderá peso fácilmente.

Realizar estiramientos musculares de 1 minuto funciona: puedes hacerlo una vez al día y emplear menos de diez minutos; si lo aplicas, perderás peso durante el resto de tu vida simplemente estirando el cuerpo. Serán las mitocondrias quienes trabajen duro para quemar la grasa, y no tú.

Si quieres que tu cuerpo esté repleto de mitocondrias que consumen grasa por sí solas, ¡lo mejor es realizar estiramientos de 1 minuto!

Tu cuerpo quemará grasa
incluso cuando duermas.

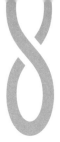

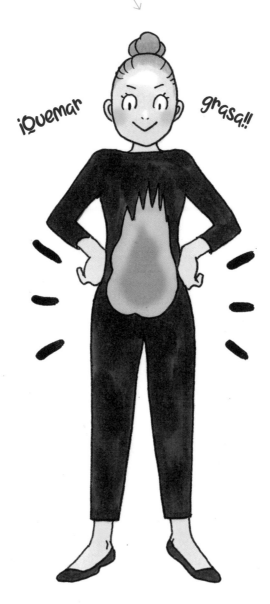

Si aumenta el número de mitocondrias, consumirás más
energía aunque tu estilo de vida sea el mismo de siempre.

❸ Las maravillas **de los** estiramientos de 1 minuto

Comerás lo mismo de siempre sin renunciar a nada

Aunque yo pregunto los hábitos alimenticios a mis pacientes por una cuestión de salud, nunca recomiendo ninguna restricción dietética. La razón es que, por lo general, cuando esta restricción termina, la mayoría de personas comen en exceso y sufren un efecto rebote. Por eso, con estos ejercicios puedes seguir comiendo entre horas y beber alcohol como haces de costumbre. Las únicas veces que he restringido la dieta de alguien ha sido por una cuestión de salud, por ejemplo, una comía tres raciones de comida rápida con cada comida y otra acostumbraba a comerse un pastel entero ella sola. Por otro lado, hay personas que pueden sentir la necesidad de beber en las reuniones de trabajo, a mí me encanta el alcohol, así que no lo limito porque creo que eso provoca estrés. Puedes comer cualquier cosa siempre que no superes las tres mil calorías al día. Lo recomendable es hacer tres comidas equilibradas al día. Los carbohidratos y los lípidos, que tienden a limitarse cuando se hace dieta, son nutrientes importantes que el cuerpo necesita.

Si tienes una carencia de alguno de estos nutrientes, tendrás mucha hambre y el metabolismo se deteriorará. De hecho, esto provocará un aumento de peso. Lo más interesante es que el estiramiento muscular durante 1 minuto, en el que tu cuerpo quema grasa por sí solo, tiende a tener un fuerte efecto supresor del apetito. Muchas pacientes han ajustado la cantidad de comida que consumen de forma natural.

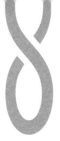

Al principio, muchas personas sufren de dolor muscular después de hacer estos ejercicios, así que no olvides hidratarte bien antes y después de hacer los estiramientos para mejorar la circulación y reducir el dolor. Se recomienda beber un litro y medio de agua al día como mínimo.

No hace falta dejar el alcohol.

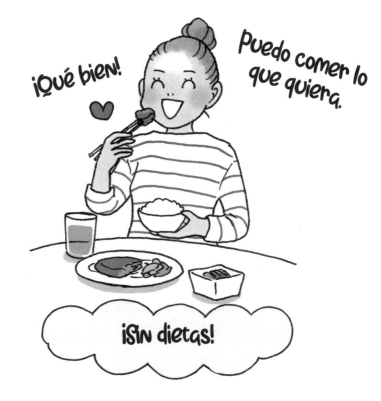

Cambiar drásticamente tus hábitos alimentarios puede causar un gran estrés en tu cuerpo: si decides modificar la dieta, hazlo con moderación.

④ Las maravillas **de los** estiramientos de 1 minuto

Puedes dejar de hacerlo cuando recuperes el rango de movimiento de las articulaciones

Da igual lo fácil de seguir que sean una dieta, una rutina de ejercicios o unos hábitos de alimentación: tener que ceñirse a ellos durante el resto de tu vida provoca mucha presión. Por ello, una de las grandes ventajas de estos estiramientos es que puedes dejar de hacerlos cuando hayas restablecido el rango de movimiento de las articulaciones. Si expandes el rango de movimiento de las articulaciones que hasta el momento estaban agarrotadas, los músculos mitocondriales unidos a ellas también se reactivarán, por lo que podrás mantener este estado en el que un mayor número de mitocondrias seguirán quemando grasa por sí solas.

Hablamos de recuperar el rango de movimiento articular, pero mucha gente no sabe cuál es ese rango. Para conocerlo, mueve cada una de ellas y comprueba el ángulo que pueden formar: esta es la técnica que yo utilizo y, aunque para mucha gente pueda ser difícil, te recomiendo que te sirvas de ella para ver si puedes estirar con facilidad los músculos después de realizar los ejercicios de 1 minuto.

Hay quien logra hacer el movimiento correcto en solo dos o tres semanas, pero incluso quienes tienen el cuerpo más rígido lo consiguen en unas cinco semanas. Como máximo, deberías poder hacer el movimiento correcto en unos tres meses. Una vez lo consigas, puedes dejar los estiramientos, dado que el número de

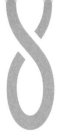

mitocondrias habrá aumentado y consumirás más energía aunque no hagas nada. Después, solo deberás hacer ejercicios de mantenimiento si notas que tu cuerpo se vuelve rígido otra vez y el rango de movimiento de las articulaciones se reduce. Tus mitocondrias seguirán trabajando para ayudarte a mantener un cuerpo más delgado.

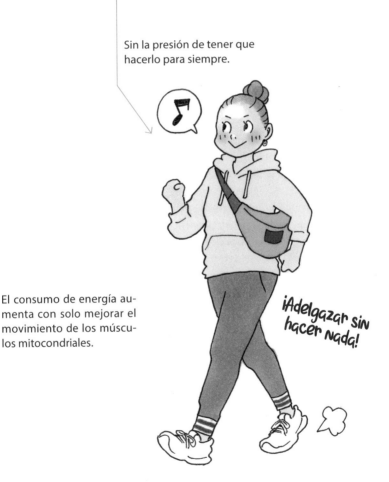

Sin la presión de tener que hacerlo para siempre.

El consumo de energía aumenta con solo mejorar el movimiento de los músculos mitocondriales.

¡Adelgazar sin hacer nada!

⑤ Las maravillas **de los** estiramientos de 1 minuto

¡No importa la edad que tengas! Los estiramientos también son eficaces en personas mayores

A menudo, muchas mujeres me cuentan que hasta los treinta les resultaba fácil adelgazar solo con reducir lo que comían, pero que, después de los treinta, y sobre todo a partir de los cuarenta y cincuenta, les resulta imposible perder peso de esta forma. No pocas mujeres me confían sus preocupaciones al respecto: «peso más que nunca», «no quiero mirarme al espejo», «la ropa no me queda bien», «me siento culpable por comer», «odio subirme a la báscula»… La mayoría de las veces, perder peso se vuelve muy difícil con la edad porque el metabolismo se ralentiza. Por ello, los ejercicios de 1 minuto pueden ser la clave, ya que, al estirar los músculos internos, aumentarán las mitocondrias y volverás a disfrutar de los beneficios de su función de quemar grasas. Este método es perfecto para volver a poner en marcha el metabolismo: al reactivar las mitocondrias, se acelera el metabolismo con facilidad, aunque no tengas la costumbre de hacer ejercicio.

Por supuesto, cuando el rango de movimiento de las articulaciones se expande, todos los movimientos alcanzan una mayor amplitud, por lo que también consumen más energía, tanto al hacer ejercicio como en las actividades cotidianas. Cualquiera puede, por lo tanto, perder peso. Así, entre las mujeres que han visitado la clínica y por fin han logrado —con gran alegría, después de haber tirado la toalla— perder peso, hay mujeres de

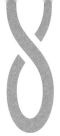

todo tipo como, por ejemplo, madres que acababan de dar a luz, mujeres que habían entrado en la menopausia o señoras mayores. Algunas han llegado a perder diez kilos teniendo ya cincuenta años. Muchas mujeres en este grupo de edad tienden a aumentar de peso por culpa de la menopausia y otros desequilibrios hormonales, y no consiguen adelgazar haciendo dieta. Unas semanas después de empezar el tratamiento, me empezaron a decir que habían perdido peso sin hacer nada, y ya no les daba miedo subirse a la báscula.

Hace poco, una mujer de unos setenta años me contó muy contenta que había adelgazado y perdido barriga. Lo bueno de estos estiramientos es que ya no tendrás que renunciar a tener el cuerpo que deseas solo por tu edad.

Cuidado con el «lo he intentado, pero no puedo»

«Lo he intentado tanto como he podido, pero no consigo adelgazar». A menudo escucho comentarios como este por parte de personas que enseguida sufren un efecto rebote. Este suele ser el principal problema de las dietas, pues tienen efectos distintos dependiendo de cómo las hagas; además, incluso aunque te esfuerces, no siempre obtienes resultados. Por ejemplo, yo quería perder peso y me esforcé para entrenar la musculatura, pero solo gané volumen. Acabé desesperada, pero hay personas que consiguen perder peso con este tipo de entrenamientos. Lo que sí puedo decir con certeza es que, si no obtienes resultados rápidamente, es difícil seguir una dieta que requiera un gran esfuerzo y, si dejas de ceñirte a ella, vuelves a ganar peso enseguida.

Capítulo

3

Estiramientos de 1 minuto para aprovechar el tiempo

Dos consejos para conseguir resultados con los estiramientos de 1 minuto

El mejor truco para conseguir que los estiramientos de 1 minuto tengan el efecto deseado es aumentar de forma gradual el rango de movimiento de las articulaciones. Imagina que estás desoxidando las articulaciones: intenta estirar y girar las articulaciones un milímetro más cada vez que realices los ejercicios. Así, el rango de movimiento se ampliará poco a poco. Por el contrario, si no consigues ir aumentando un poco cada vez, el rango de movimiento no mejorará y, por lo tanto, tampoco las mitocondrias. En otras palabras, tampoco aumentará el consumo de energía ni la capacidad de quemar grasa. Además, es importante que los estiramientos sean de 1 minuto. Un estiramiento normal de veinte a treinta segundos solo sirve para estirar los músculos. Es muy difícil recuperar el rango de movimiento de las articulaciones agarrotadas con tan pocos segundos, y, aunque fuera posible, te tomaría mucho más tiempo.

Hasta ahora, los resultados han demostrado que, si se hacen los estiramientos de 1 minuto, el rango de movimiento de las articulaciones aumenta en unas pocas semanas. El tiempo que tardes en obtener resultados cambiará dependiendo de si, efectivamente, haces los estiramientos durante ese periodo. Por supuesto, no tienes que hacer siempre los estiramientos de todas las partes. Si quieres, hazlos por separado, o primero unos y luego otros. Puedes realizar los estiramientos mientras te dedicas a otras tareas: encuentra el momento que te resulte más cómodo.

Consejo

Aumenta gradualmente el rango de movimiento

Si estiras mucho de una vez, puedes lesionarte, así que aumenta el rango de movimiento de forma gradual. Para saber hasta dónde puedes estirar, primero hazlo durante 1 minuto y si luego puedes hacer otra vez el mismo estiramiento con facilidad, es que lo estás haciendo bien.

Consejo

Estira durante 1 minuto

A los pacientes con los cuerpos más rígidos les cuesta hacer estiramientos tan largos, pero solo las primeras veces. No te preocupes: a medida que los vayas haciendo, ¡te resultará cada vez más fácil!

¿Tienes el cuerpo rígido? Comprueba tu rango de movimiento

Si te cuesta adelgazar, al principio los estiramientos de 1 minuto te costarán porque tu rango de movimiento articular es limitado, es decir, te cuesta mover los músculos que mantienen la postura y que están repletos de mitocondrias. ¿Qué puedes hacer, entonces? A continuación, te presento unas posturas sencillas que te permitirán comprobar el rango de movimiento alrededor de los omóplatos y la cadera. Empieza por aquí. Si puedes estirar los músculos de los hombros, el pecho, los muslos y el abdomen hasta el punto de sentir un dolor placentero, tienes un cuerpo flexible. Pero si no lo consigues, te recomiendo comenzar a relajar el cuerpo con los ejercicios del apartado «Si no puedes… empieza por aquí» que aparecen en cada uno de los cinco estiramientos que hay a continuación.

Mitocondria

¿Has podido?

Comprueba los hombros

Coloca el antebrazo en la pared y gira el cuerpo en la dirección contraria.

¿Has podido?

Comprueba la cadera ①

Siéntate con las piernas estiradas y los tobillos en un ángulo de noventa grados. ¿Puedes agarrarte las rodillas?

¿Has podido?

Comprueba la cadera ②

Coloca una pierna hacia adelante y la otra estirada hacia atrás. Coloca las manos en la rodilla. ¿Puedes estirar los codos?

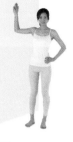

Girar hacia dentro

Efectos

❶ Estiramientos de 1 minuto
Gira el brazo y estira el pecho

Prepárate

Colócate cerca de la pared, con los pies separados a la altura de los hombros. Apoya el antebrazo en la pared de manera que el codo quede a la altura de los hombros.

Reactiva el músculo dorsal ancho, el oblicuo y el músculo romboides. Estira los pectorales.

Girar

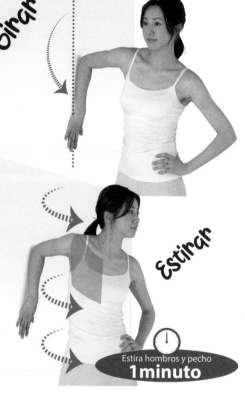

1.

Gira el brazo 180 grados hacia delante

Gira el antebrazo derecho 180 grados hacia delante, con los dedos apuntando hacia abajo.

Estirar

2.

Poco a poco, gira el cuerpo hacia fuera

Desde la posición 1, gira el cuerpo 90 grados hacia un lado. Mantén la postura durante 1 minuto mientras respiras con naturalidad. Repite lo mismo en el otro lado.

Estira hombros y pecho
1minuto

El codo más arriba o abajo
No cambies la posición del codo. Pero si te duelen los hombros por la edad, puedes mover el codo a una posición que no te provoque dolor.

NO ✗

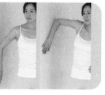

Si el hombro se te sube o te duele, relaja el ángulo del antebrazo.

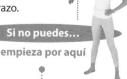
Si no puedes...
empieza por aquí

Prepárate

Colócate cerca de la pared, con los pies separados a la altura de los hombros. Apoya el antebrazo en la pared de forma que el codo quede a la altura de los hombros.

Girar

Al girar los brazos hacia delante, usamos los músculos de los hombros y la espalda, mientras que, al girar los brazos hacia atrás, usamos los de la espalda. Ayuda a tensar los costados y moldear la cintura. Además, aligera la fatiga de los músculos de los brazos y los hombros, lo que permite reactivar los músculos del pecho y la espalda.

1.

Lleva el brazo 30 grados hacia atrás
Gira el brazo derecho hacia atrás unos 30 grados.

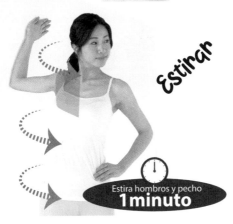

Estirar

2.

Estira hombros y pecho
1minuto

Poco a poco, gira el cuerpo hacia fuera
Desde la posición 1, gira el cuerpo 90 grados hacia un lado. Mantén la postura durante 1 minuto mientras respiras con naturalidad. Repite lo mismo en el otro lado.

Si no puedes girar tanto el brazo, empieza girándolo solo un poco, acercándote cada día un poco más al ángulo ideal.

Si no puedes...
empieza por aquí

■ **No muevas el cuerpo hacia los lados**

Si el rango de movimiento del hombro es reducido, tendemos a mover los hombros y las piernas hacia los lados o hacia delante o atrás.

NO ✗

❷ Estiramientos de 1 minuto

Gira las piernas y estira la espalda

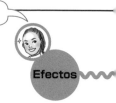

Efectos

Puedes hacerlo mientras ves la televisión o incluso mientras te bañas.

Activa el músculo semitendinoso, semimembranoso, gastrocnemio y sóleo. Estira el bíceps femoral.

Prepárate

Siéntate en el suelo con las piernas estiradas y la parte trasera de las rodillas tocando el suelo.

1.

Coloca los pies en un ángulo de 90 grados
Gira los pies en un ángulo de 90 grados.

2.

Gira las piernas hacia dentro
Con los dedos de los pies apuntando hacia arriba, gira los pies hacia dentro y crúzalos. No importa qué pie quede por encima.

Girar

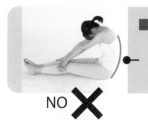

No inclines la pelvis hacia atrás
Si no estiras la parte posterior de la pierna, la cintura se inclina hacia atrás.

NO ✗

66

Al girar las piernas hacia dentro, se reactivan los músculos de la parte posterior de los muslos. Adelgazarás los músculos de la parte exterior de los muslos y las nalgas, que hasta ahora sobresalían porque compensaban la falta de uso de otros músculos. Doblar los tobillos y estirar la parte posterior de las pantorrillas mejora la circulación y reduce la hinchazón de las piernas. Alivia la fatiga y el dolor al caminar.

3.

Agárrate los tobillos
Inclina la parte superior del cuerpo hacia delante y agárrate los tobillos.

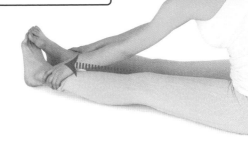

4.

Apoya los codos
Inclina un poco más el cuerpo y apoya los codos sobre las piernas. Respira y mantén la postura durante 1 minuto. El objetivo es llegar a tocar los dedos de los pies.

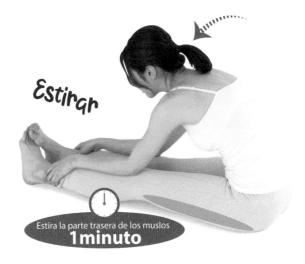

Estirar

Estira la parte trasera de los muslos
1minuto

Si tienes la pelvis inclinada hacia atrás, empieza agarrándote de las rodillas hasta que puedas agarrarte los pies.

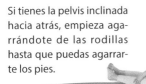

Si no puedes...
empieza por aquí

No gires los tobillos
Al girar las piernas hacia dentro, los dedos de los pies se mantienen hacia arriba, no los estires.

NO ✗

❸ Estiramientos de 1 minuto

Gira las piernas y estira la parte interna

Lo mejor es hacerlo mientras ves la televisión o juegas con el móvil.

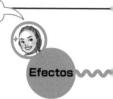

Efectos

Reactiva los músculos aductores, semitendinoso y semimembranoso.

Prepárate

Siéntate en el suelo con las piernas estiradas y la parte trasera de las rodillas tocando el suelo.

1.

Abre las piernas
Abre las piernas a la anchura de la pelvis.

Tobillos hacia fuera

2.

Gira las piernas hacia fuera
Inclina los pies hacia fuera, tanto como puedas, lo más cerca del suelo posible.

Girar

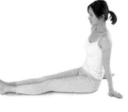

■ Los pies mirando hacia dentro
Ten cuidado, ya que los pies tienden a inclinarse o estirarse hacia dentro.

NO ✖

3.

Al abrir las piernas y girarlas hacia fuera, reactivarás los músculos de la parte interna y externa de los muslos. Esto permite descansar los músculos sobrecargados de la parte exterior de los glúteos y los muslos. También tonifica la parte superior de los muslos y los glúteos. Además, facilita movimientos como agacharse y ponerse los zapatos o recoger objetos del suelo. Si tu cuerpo está rígido, repite los pasos 2 y 3 para que te sea más fácil abrir las piernas.

**Apoya los codos
en el suelo**

Coloca las palmas de las manos y los codos en el suelo. Respira y mantén la postura 1 minuto.

NO ✗

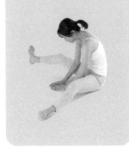

No dobles las rodillas o la cintura

Si doblas las rodillas o la cintura, la parte interior de los muslos no se estira.

Estirar

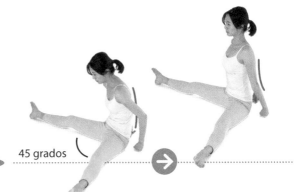

Estira la parte interna de los muslos
1 minuto

Si tienes el cuerpo rígido, empieza abriendo las piernas unos 45 grados. Si se te inclina la espalda, coloca las manos a los lados y estira la columna vertebral para conseguir estirar la parte interior de los muslos.

Si no puedes...
empieza por aquí

45 grados

❹ Estiramientos de 1 minuto

Flexionar y estirar

Acostúmbrate a hacerlo al despertarte
o en el descanso del trabajo

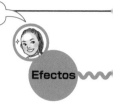

Efectos

Estira bien el
psoas mayor, el
músculo ilíaco y el
recto abdominal.

Prepárate
Colócate de rodillas y
levanta una pierna.

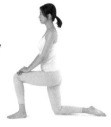

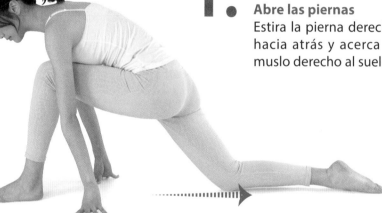

1.

Abre las piernas
Estira la pierna derecha
hacia atrás y acerca el
muslo derecho al suelo.

No inclines la rodilla hacia delante
Si inclinas demasiado la rodilla
hacia delante, puedes hacerte
daño.

NO **✗**

Si no puedes abrir
las piernas, coloca
los pies más cerca
del cuerpo.

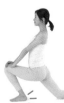

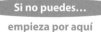
Si no puedes...

empieza por aquí

2. Inclina la parte superior del cuerpo

Coloca las manos en la rodilla derecha, estira los codos y levanta la parte superior del cuerpo. Mantén la postura 1 minuto. Repite lo mismo en el otro lado.

Al abrir bien las piernas y levantar la parte superior del cuerpo, el músculo que trabaja es el psoas, que va desde el estómago a los muslos. Al tensar los músculos del estómago, adelgazarás los muslos y el estómago a la vez. También aliviarás el dolor que sientes al despertar o al agacharte en la parte baja de la espalda.

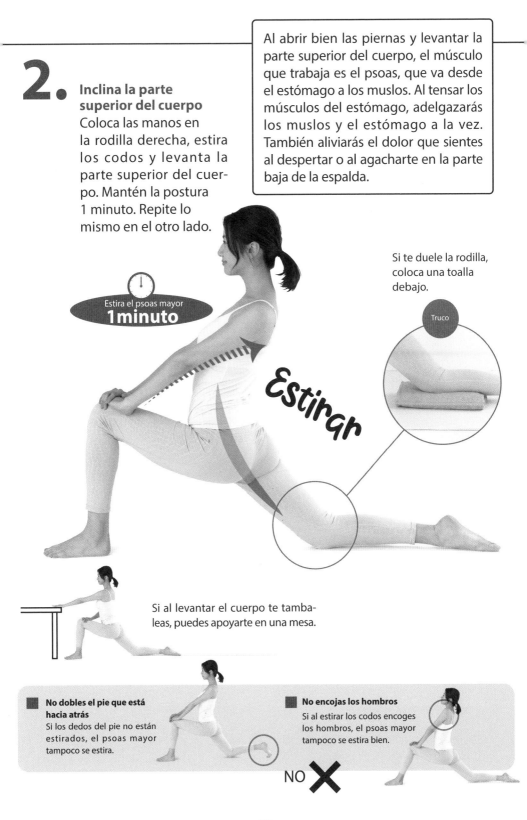

Estira el psoas mayor
1minuto

Si te duele la rodilla, coloca una toalla debajo.

Truco

Estirar

Si al levantar el cuerpo te tambaleas, puedes apoyarte en una mesa.

No dobles el pie que está hacia atrás
Si los dedos del pie no están estirados, el psoas mayor tampoco se estira.

No encojas los hombros
Si al estirar los codos encoges los hombros, el psoas mayor tampoco se estira bien.

NO ✗

71

❺ Estiramientos de 1 minuto

Gira la cadera e inclina las rodillas

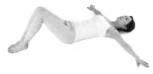

Efectos

Realiza este estiramiento por la mañana o antes de acostarte. ¡Es perfecto para adelgazar la tripa!

Reactiva los músculos oblicuo y el transverso abdominal.

Prepárate

Túmbate bocarriba y abre los brazos a la altura de los hombros con las palmas de las manos mirando hacia el suelo. Levanta las rodillas.

Junta
las
rodillas

1. Acerca los talones a los glúteos

Mueve los talones hacia atrás tanto como puedas.

2. Inclina las rodillas poco a poco

Mantén las rodillas juntas e inclínalas hacia la derecha. Mantén tanto como puedas los hombros y la parte exterior del muslo en el suelo.

Estirar

Si las piernas se te separan al doblar las rodillas, coloca una toalla entre las piernas.

Si no puedes...

empieza por aquí

Este ejercicio facilita el movimiento de la columna vertebral en torno a la cintura y reactiva los músculos oblicuos y el transverso del abdomen. Es efectivo para tensar la cintura, mejorar la postura, la ptosis visceral y aumentar la sensación de saciedad, por lo que comerás menos. Facilita la postura del *swing* al jugar al golf y el ajuste de cinturones de seguridad.

3.

Aprieta el abdomen y devuelve las rodillas a la posición inicial

Haz fuerza con el abdomen mientras devuelves las rodillas a la posición inicial, poco a poco, contando hasta tres. Al hacer fuerza con el abdomen, notarás que las piernas se levantan. Respira con naturalidad e inclina las piernas a la derecha y a la izquierda cinco veces de forma alterna.

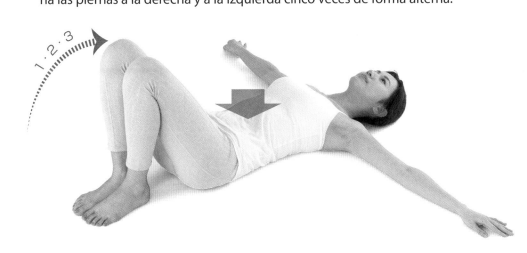

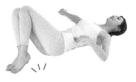

Si al apretar el abdomen no sientes cómo se hunde, toca el costado opuesto de hacia donde tienes las piernas inclinadas. Si notas el costado duro, lo estás haciendo bien.

■ No levantes el hombro

Si levantas el hombro, los abdominales no se estiran bien.

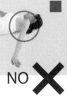

NO ✗

■ No muevas rápido las rodillas

Si al devolver las rodillas a la postura inicial lo haces demasiado rápido, solo estarás usando los músculos de la parte exterior de los muslos.

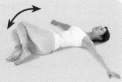

Estirar los isquiotibiales para acelerar la pérdida de grasa

Estirar bien la rodilla también sirve para recuperar el rango de movimiento de las rodillas y la cadera. Cuando flexionamos la rodilla, la cadera no se estira y nos cuesta mover las articulaciones de la parte inferior del cuerpo, lo que impide el uso de los músculos mitocondriales. Para evitar esto, estira bien las rodillas. Al subir las escaleras, estira las rodillas justo antes de tocar el suelo con el pie más atrasado. Contraerás los músculos de la parte delantera del muslo que se habían estirado, y los músculos que se habían contraído en la parte posterior se estirarán y recuperarán su actividad. Solo con esto aumentarás la función quemagrasa de los músculos del muslo.

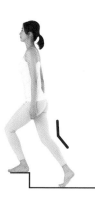

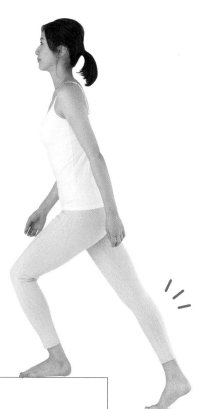

Flexiona la rodilla mientras el pie más atrasado aún está en el suelo. Estira bien las rodillas mientras haces las tareas del hogar o te duchas.

¡Adelgaza cambiando el centro de gravedad!

Si el rango de movimiento de la articulación no mejora, a menudo se debe a que el peso del cuerpo se apoya en la parte exterior del talón o en la planta del pie y, en ese caso, no se emplean los músculos del muslo. Así pues, centra el peso en el dedo gordo del pie durante aproximadamente 1 minuto. No pasa nada si notas que el empeine se estira. Ajustarás la rótula, que antes miraba hacia fuera, de cara hacia adelante (o un poco hacia dentro) cerrando las rodillas y permitiendo el uso de los músculos aductores en la cara interna del muslo. Al tensar los muslos, adelgazarás las piernas. No solo tendrás unas piernas más estilizadas, sino que también conseguirás mejorar tu postura al estar de pie y al caminar. ¡Pruébalo!

No flexiones solo los dedos: hazlo desde su base.

Aprovecha cuando estés sentada para flexionar los dedos y luego poder moverlos bien. Así te será más fácil cambiar el centro de gravedad.

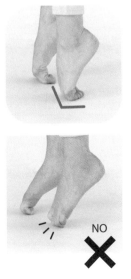

NO

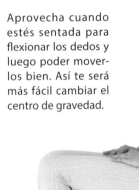

¿Entrenar en el gimnasio no te funciona?

El secreto para perder peso

La mayoría de los músculos que se trabajan en un entrenamiento muscular típico son los «músculos blancos», también conocidos como «músculos exteriores» porque se encuentran cerca de la superficie del cuerpo. Estos se caracterizan por tener una cantidad baja de mitocondrias. Además, son músculos que utilizan los carbohidratos (glucógeno) almacenados en el cuerpo como fuente de energía en lugar de la grasa. Por lo tanto, en un entrenamiento muscular basado en levantar peso, lo único que se quema en realidad es azúcar. Durante el ejercicio, la grasa almacenada en el cuerpo apenas se utiliza, por lo que no esperes adelgazar como consecuencia directa de este entrenamiento.

El consumo de energía de este tipo de entrenamiento muscular es solo de unas doscientas calorías, incluso si se realiza un entrenamiento de alta intensidad durante treinta minutos. Solo consumirás la energía de un par de cucharadas de arroz, por eso cuesta tanto adelgazar.

Los músculos que trabajan durante los estiramientos de 1 minuto se denominan «músculos rojos». Una de sus funciones es mantener la postura, por lo que estirarlos es suficiente para estimularlos. No necesitan un entrenamiento intenso. Además, dado que contienen una alta cantidad de mitocondrias, si los usamos como se debe (es decir, para mantener la postura), descompondrán la grasa acumulada en el cuerpo y la convertirán en energía. Así, perderás grasa con mucha más facilidad.

La mayor parte de las personas que consiguen adelgazar siguiendo una rutina de entrenamiento muscular lo hacen muy despacio. Esto se debe a que estos músculos tienen una fuente de energía distinta (carbohidratos) a la de los músculos internos (lípidos). En vez de usar los músculos externos, que en su mayoría queman azúcar, es más eficiente perder peso utilizando los músculos mitocondriales, que queman grasa por sí solos.

Alivia el dolor y la rigidez.
¡Adiós al estreñimiento!

Prolongar en el tiempo una mala postura, como agacharse mal, es la causa de muchos dolores crónicos, así como de la rigidez muscular. Algunos músculos se tensan demasiado, se agarrotan y comprimen los vasos sanguíneos, lo que ralentiza la circulación y provoca dolor e incomodidad. En concreto, cuando la circulación sanguínea empeora, los productos de desecho del cuerpo se acumulan y causan fatiga, dolor y rigidez. Además, un uso excesivo de los músculos daña las fibras musculares, y esto origina dolor.

Si estiras durante 1 minuto, los músculos que sostienen la postura y las articulaciones ganarán elasticidad y mejorarán su funcionamiento: mejorarás la postura y restablecerás el flujo sanguíneo que estaba bloqueado. Eliminaremos la raíz del dolor y la rigidez: ya no tendrás dolor de espalda ni los hombros agarrotados.

La rigidez de los músculos de la parte posterior del cuello, la cabeza y la frente por culpa de una mala postura (como tener la espalda encorvada), y la obstrucción de la circulación sanguínea, provocan dolores de cabeza, el agarrotamiento del cuello y la hinchazón facial. Haz los estiramientos de 1 minuto para mejorar la postura, relajar los músculos y mejorar la circulación. Como resultado, los dolores de cabeza, la rigidez del cuello y la hinchazón facial desaparecerán por completo.

Además, a menudo me comentan que estos ejercicios también alivian el estreñimiento. Puesto que reactivan el músculo transverso del abdomen, se cree que aumentan la presión abdominal y facilitan la evacuación de las heces.

Así pues, estos estiramientos no son solo útiles para adelgazar, sino también para aliviar otras molestias.

Estiramientos de 1 minuto
P & R

P **Por mucho que lo intente, no consigo estirar más.**

R Cuanto más rígido está el cuerpo, más fuerza se tiende a hacer. Si estiras mientras haces fuerza, te dolerá y no conseguirás aumentar el rango de movimiento. Controla tu respiración: respirar lenta y profundamente te ayudará a relajarte y estirar mejor.

P **Al hacer los ejercicios ❷ y ❸ siento como si se me desgarraran los muslos.**

R Si no sueles mover los músculos de la parte interna del muslo, estos tienden a agarrotarse y endurecerse. Los ejercicios ❷ y ❸ sirven para estirar esta parte y relajarla un poco. Con el tiempo, te resultará cada vez más fácil.

P **¿Puedo cambiar de método y estirar más para conseguir un resultado más rápido?**

R Si intentas estirar el músculo a la fuerza o utilizando otros métodos que no tienen en cuenta tu seguridad, a diferencia de los de este libro, corres el riesgo de desgarrar las fibras musculares. No lo hagas.

P **Me duele la espalda y estoy preocupada.**

R Si te duele la espalda, no estás estirando la parte que quieres estirar. Si al ejercer presión sobre los hombros te duele la parte inferior de la espalda, haz fuerza con los hombros durante tres segundos, elévalos y luego déjalos caer para relajarlos.

Capítulo

4

¡Concéntrate en la zona que quieres adelgazar! Los mejores consejos para perder peso

Combate la flacidez facial. ¡Levanta las orejas!

Cada vez más mujeres se preocupan por la flacidez facial. Para solucionar esto, es necesario mejorar el movimiento de la piel adherida al cráneo y ensanchar el espacio entre la base de la oreja y la línea del cabello. La piel de la región temporal, alrededor de las orejas, y de la frente es muy difícil de mover, por lo que trabajarla cambia toda la inclinación del rostro.

Tirar de las orejas hacia arriba de manera continuada elevará su posición y eliminará la flacidez del rostro, por lo que tus facciones se volverán más angulosas. Además, puesto que así podrás mover mejor las mejillas, toda la cara adelgazará y será más fácil conseguir alzar la comisura de los labios. Si no sonríes a menudo o tienes un rostro inexpresivo, los músculos faciales también se debilitan. ¡Pruébalo!

1.

Coloca el pulgar sobre las orejas

Coloca la yema del dedo pulgar entre
la base de la oreja y el nacimiento del cabello.

2.

Desliza el dedo en diagonal hacia arriba

Mantén el dedo sobre la piel y deslízalo en
diagonal hacia arriba, como si separases la
piel de la oreja.

3.

Mueve un poco el dedo y repite

Cambia la posición del dedo y repite lo mismo
desde arriba, detrás y debajo de la oreja. Tres
veces en cinco posiciones distintas.

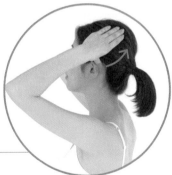

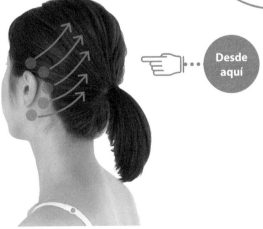

Desde
aquí

Combate los párpados hinchados. ¡Levanta la frente!

Si te preocupa la hinchazón de los párpados superiores y la flacidez de los inferiores, te recomiendo estirar la frente. Cuando los párpados cubren los ojos, estos se hunden y parecen más pequeños, lo que cambia por completo nuestras facciones. Este estiramiento es muy efectivo si se te hinchan los párpados al despertar.

Cuando la frente y la región parietal cuelgan, es muy fácil que los párpados superiores cubran los ojos y los inferiores también cuelguen. Para solucionarlo, estira con firmeza la frente hasta la parte superior de la cabeza. Esto mejorará el movimiento del cuero cabelludo adherido al cráneo y elevará la frente y la zona parietal.

Con el tiempo, las esquinas exteriores de los ojos se elevarán y estos parecerán más grandes. Además, te costará menos maquillarlos.

1.

Coloca los dedos en la cabeza

Coloca los dedos de ambas manos en la cabeza, desde el nacimiento del cabello hacia arriba.

2.

Presiona el cuero cabellu- do hacia arriba

Presiona con los dedos el cuero cabelludo hacia arriba.

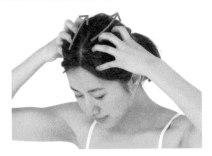

3.

Mueve los dedos

Desliza los dedos hacia arriba y sigue presionando el cuero cabelludo.

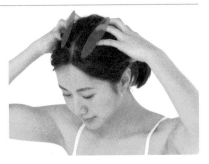

4.

Presiona el cuero cabellu- do hacia arriba

Mueve los dedos de la misma ma- nera y presiona el cuero cabelludo hacia arriba desde cinco puntos distintos. Repítelo tres veces.

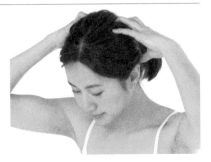

Di adiós a la papada.
¡Estira el cuello!

La cara y el cuello están unidos por la misma capa de piel, por lo que si la piel del cuello no está bien estirada, la del rostro también cuelga, sobre todo alrededor de la barbilla: entonces aparece la papada. Esto se debe a que el músculo trapecio en la parte posterior del cuello está rígido y tenso, lo que dificulta echar la cabeza hacia atrás y estirar la parte delantera del cuello.

Si esto es así, levanta el rostro hacia arriba mientras presionas con los dedos las protuberancias óseas de la parte superior del cuello. Al deslizar el hueso un poco hacia delante, podrás mover la cabeza hacia atrás con mayor suavidad. Una vez solucionado aquello que bloqueaba la parte posterior del cuello, la piel recuperará su elasticidad y firmeza.

Las arrugas del cuello que te hacían parecer mayor desaparecerán, y la parte que va desde la barbilla al cuello rejuvenecerá por completo.

1.

Presiona el cuello con los dedos

Coloca los dedos índice uno encima del otro y presiona la protuberancia del hueso en la parte posterior del cuello.

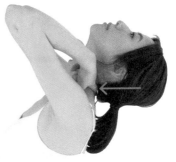

2.

Echa la cabeza hacia atrás

En esa misma posición, echa la cabeza hacia atrás. Siente cómo los huesos del cuello empujan hacia atrás los dedos.

3.

Desliza el dedo y repite

Desliza los dedos un poco hacia abajo y re-pite lo mismo. También puedes hacerlo una sola vez en cinco o seis posiciones distintas.

Presiona aquí

Remedia las piernas hinchadas. ¡Presiona la parte posterior de las rodillas!

La hinchazón hace que las piernas parezcan abultadas. Estimular la parte posterior de las rodillas es muy efectivo para aliviar la hinchazón de los gemelos. A continuación, te ofrezco un método para combatir esta hinchazón: verás los resultados desde el primer día.

En la parte posterior de la rodilla se entrelazan los músculos del muslo y la pantorrilla. Si aplicas presión en este punto, justo en el centro, relajarás los músculos contraídos que se extienden hacia el interior de los gemelos, y estos recuperarán su actividad. Reactivar la circulación eliminará la hinchazón y las pantorrillas se verán más delgadas. Además, también aliviará la sensación de tener las piernas cansadas.

Realiza estos movimientos mientras te bañas para aumentar su efecto. ¡Inténtalo!

1.

Flexiona la rodilla en un ángulo de 90 grados

Siéntate en la bañera y flexiona la rodilla en un ángulo de 90 grados. Mantén la postura.

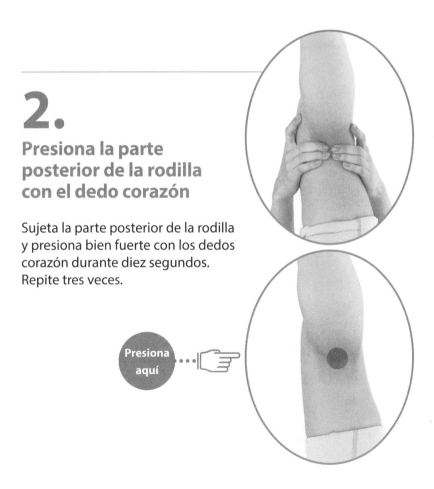

2.

Presiona la parte posterior de la rodilla con el dedo corazón

Sujeta la parte posterior de la rodilla y presiona bien fuerte con los dedos corazón durante diez segundos. Repite tres veces.

Presiona aquí

Adelgaza los muslos.
¡Presiona los tobillos!

La mayoría de las mujeres que tienen muslos más gruesos tienden a tener los tobillos rígidos. Si al ponerte en cuclillas caes hacia atrás, es posible que tengas la parte delantera de los tobillos demasiado rígida. Además, es probable que tus tobillos sean muy anchos y las plantas de los pies miren hacia dentro. Si también se te doblan los dedos de los pies incluso estando de pie, es posible que acabes sufriendo lesiones en la cadera o las rodillas. Ten cuidado.

Si la parte delantera de los tobillos está tensa, te costará girar los muslos hacia dentro.

En consecuencia, los músculos de la parte interna del muslo estarán inactivos y acumularán grasa. Solo funcionará la parte externa del muslo, que se irá haciendo más y más gruesa. Al presionar y relajar la parte delantera del tobillo, los músculos recuperarán su función y adelgazarán. Prueba a ponerte en cuclillas antes y después de aplicar presión: si el tobillo se dobla con facilidad después de presionar, significará que ha funcionado.

1.

Siéntate en el suelo

Siéntate con las plantas de los pies y los glúteos en el suelo.

2.

Levanta los dedos de los pies y presiona el tobillo

Levanta los dedos de los pies y, durante cinco segundos, presiona con ambos pulgares el surco que se crea entre los dos tendones que sobresalen en la parte delantera del tobillo. Repite dos veces.

Adelgaza los brazos. ¡Despierta el músculo redondo menor!

Si te preocupa el grosor y la flacidez de los brazos, intenta levantarlos hacia arriba y luego colócalos detrás de la oreja. Si en ese momento sientes tensión en la base de la parte superior del brazo se debe a que estás acostumbrada a usar los músculos deltoides y trapecio, que se encuentran en la superficie, y no los músculos del interior del hombro.

Este hábito hace que los músculos de los hombros se contraigan y la base del brazo se vuelva más gruesa, lo que dificultará el funcionamiento adecuado de los músculos del brazo y propiciará la acumulación de grasa.

Una manera efectiva de reactivar estos músculos es girar los brazos de dentro hacia afuera. También se activará el músculo redondo menor en la parte exterior de los omóplatos; de esta forma, al usar los músculos del hombro y los brazos de una forma equilibrada, los brazos adelgazarán.

Después de «despertar» el músculo redondo menor, cuando levantes el brazo sentirás cómo se eleva con facilidad.

1.

Gira los brazos hacia dentro

Estira los brazos hacia delante y gíralos con firmeza hacia dentro.

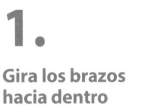

2.

Gira los brazos hacia fuera

Con los codos bien estirados, gira los brazos con firmeza hacia fuera. Repítelo cinco veces hacia dentro y cinco hacia fuera.

Cuando gires los brazos, puedes comprobar el movimiento del músculo redondo menor tocando la parte exterior del omóplato.

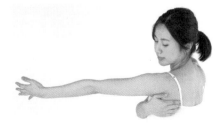

Moldea la cintura.
¡Ajusta las costillas!

La mayoría de las mujeres que no tienen una cintura bien definida tienen las costillas abiertas. Esto provoca que la posición del vientre baje y este se vuelva más grande, por lo que comes más de lo necesario y, en consecuencia, acumulas más grasa.

La causa principal de la apertura de las costillas es la mala postura: una espalda encorvada disminuye el espacio entre las costillas y el hueso púbico. Cuando encorvamos la espalda, los músculos oblicuos, que tensan las costillas y modelan la cintura, se contraen y no pueden trabajar.

Lo cierto es que la parte inferior de las costillas es blanda, por lo que se le puede dar forma. Primero, estira bien el abdomen y los costados mientras los «sostienes» con ambas manos. El recto abdominal y los músculos oblicuos que se habían contraído empezarán a trabajar, y la parte inferior de las costillas se pondrá firme. A muchas mujeres les encanta este truco porque les permite dar forma a la cintura desde la primera sesión.

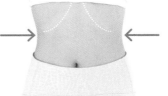

Presiona la base de las costillas con ambas manos.

1.

Flexiona el cuerpo hacia delante y hacia atrás

Mantén agarrada la base de las costillas y flexiona la parte superior del cuerpo hacia delante y hacia atrás para estirar el abdomen. Repítelo tres veces.

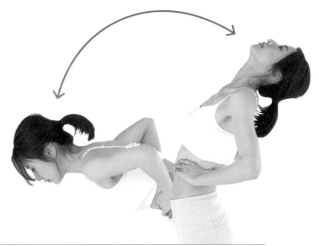

2.

Inclina el cuerpo hacia los lados

Flexiona el cuerpo hacia los lados utilizando como punto de apoyo tu agarre en la base de las costillas y estira los costados. Repite tres veces en cada lado.

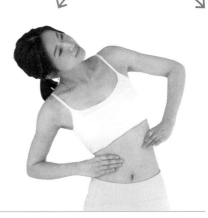

¡Deja de encorvar la espalda gracias a los estiramientos de 1 minuto!

Tener la espalda encorvada es una de las razones por las que el rango de movimiento de las articulaciones se reduce y los músculos se vuelven rígidos. En especial, tendemos a encorvarnos cuando pasamos mucho tiempo mirando la pantalla del móvil o del ordenador; puede decirse, por tanto, que es una consecuencia casi inevitable de la sociedad moderna.

Con los estiramientos de 1 minuto estirarás los músculos pectorales, que estaban contraídos, y los omóplatos se acercarán a la columna vertebral, lo que corregirá el movimiento de los hombros. De esta forma, mejorarás la postura y te será más fácil utilizar los pectorales.

El músculo pectoral mayor tiene la fuerza suficiente como para levantar decenas de kilos, por lo que, si lo reactivas, muchos movimientos te resultarán más fáciles de realizar. Además, empezarás a trabajar el músculo pectoral menor (que fija el omóplato y mueve las costillas por debajo del músculo pectoral mayor), así como otros músculos en la zona alrededor de los hombros; la curvatura de la espalda también desaparecerá de forma natural.

Capítulo

5

¡Todo lo que ha cambiado después de 1 minuto de estiramientos!

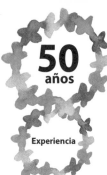

Yoko Kawanishi (seudónimo), 55 años

¡Mi cuerpo ya no está tan rígido, he reducido 7 cm de cintura y he adelgazado 10 kilos!

Empecé a ganar peso a partir de los treinta, después de dar a luz, y cuando me quise dar cuenta, ya había engordado unos diez kilos. Tengo la sensación de que mi constitución ha cambiado por completo desde la menopausia y cada vez gano peso con más facilidad. Además, por culpa del trabajo, paso muchas horas sentada frente al ordenador. A pesar de eso, no quería sentirme gorda, así que me mantenía alejada de la báscula e intentaba no pensar nunca en la forma de mi cuerpo. Sin embargo, cada vez que me probaba ropa, me enfrentaba a la realidad de que no entraba en la talla que había elegido. Estaba acostumbrada a comprarme vaqueros nuevos cada año porque ya no entraba en los del anterior. Los vaqueros que ya no podía ponerme se iban acumulando, como si la montaña de pantalones que tengo en mi armario contase la historia de cómo había ido aumentando de peso.

Entonces descubrí los estiramientos de 1 minuto. Me han dicho que mi cuerpo es, con diferencia, uno de los más rígidos de entre las pacientes que han acudido a la clínica osteopática de la doctora Imamura, y, al principio, era incapaz de hacer ninguno de los estiramientos que me había enseñado. Empecé con movimientos para relajar el cuerpo, pero enseguida volvía a estar rígida. No obstante, seguí intentándolo todos los días después de bañarme y, poco a poco, el rango de movimiento de mis articulaciones fue aumentando.

Al principio ni siquiera podía inclinar la parte superior del cuerpo hacia delante. Un mes después, conseguí recuperar la flexibilidad.

Reduje significativamente el tamaño de la cintura y los muslos

Como partía de un estado bastante deteriorado, pude ver con claridad todos los cambios en mi cuerpo, y eso me motivó a seguir adelante. En concreto, noté que conseguía mover la cadera y los omóplatos de formas que hasta entonces no había sido capaz.

Dos meses después, ya podía usar una talla menos de pantalones, y en el trabajo me decían que parecía más delgada. Al seguir con los estiramientos, conseguí reducir siete centímetros de cintura y perder diez kilos de peso. Mi porcentaje de grasa corporal disminuyó casi un siete por ciento. Parece mentira, porque ya había renunciado a la idea de adelgazar.

La doctora Imamura me dijo que no necesitaba restringir la dieta y que comiera lo mismo que de costumbre, así que podía comer a mi antojo. Eso sí: me recomendó que bebiera mucha agua.

Además, como sufro dolor lumbar crónico, hice varias posturas para descansar la espalda, y esto ha mejorado mi postura y mi forma de caminar. Haber perdido peso también ha aligerado la carga que mi espalda debía soportar y mis dolores se han reducido.

Lo que más me gusta de expandir el rango de movimiento de las articulaciones es sentir el cuerpo más flexible. Al estirar los músculos durante 1 minuto al final del día, mi cuerpo, que estaba rígido por haber permanecido sentada delante de un ordenador durante todo el día, se relajaba y se volvía más ligero, y ahora me siento mucho mejor.

He notado un gran cambio en mi cuerpo solo con hacer estos estiramientos poco a poco, por lo que seguiré haciéndolos.

Mie Yamano (seudónimo), 47 años

¡Perdí 5 kilos en 3 meses! He reducido 9 centímetros de cintura y siento la parte inferior del cuerpo más delgada

Trabajo en una oficina y, por lo general, paso la mayor parte del día sentada frente al ordenador. Además, tuve que trabajar desde casa por culpa de la pandemia del coronavirus y solo iba a la oficina un par de veces a la semana; por eso, la mayor parte de los días no caminaba más de mil pasos. Como estoy todo el día en casa, tengo a mano todo lo que quiera comer. Además, mi hijo de cinco años es muy quisquilloso con la comida y siempre me toca acabarme sus sobras. Al final, como pasaba todo el día comiendo y casi no me movía, engordé cinco kilos en un abrir y cerrar de ojos. En concreto, engordé tanto que no me entraban los pantalones y acabé por comprarme cualquier cosa que me quedara un poco bien.

Cuando quise encontrar una solución, la doctora Imamura, de la clínica osteopática, me enseñó los estiramientos musculares de 1 minuto. Comencé a hacerlos una vez al día, todas las noches después de acostar a mis hijos, durante quince minutos.

Tenía el cuerpo tan rígido que al principio ni siquiera podía hacer movimientos tan simples como inclinar el cuerpo hacia delante. Sin embargo, a medida que avanzaba, conseguí hacer los movimientos y ser consciente de qué músculos estaba estirando. Una vez me acostumbré, los hacía hasta cuando veía la televisión.

Los primeros dos o tres meses gané peso, pero cuando comprobé el índice de masa corporal en la báscula me sentí aliviada: el músculo pesa más que la grasa. A partir del cuarto mes empecé a adelgazar poco a poco. En los últimos tres meses he bajado cinco kilos y mi porcentaje de grasa corporal ha disminuido un tres por ciento.

Puedo quitarme los pantalones ajustados sin problemas.

Además, he reducido nueve centímetros de cintura. Más que por los números, estoy muy contenta con el cambio en mi apariencia. Los tobillos, que antes eran gruesos como los de un elefante, ahora son esbeltos, e incluso se me nota el tendón de Aquiles. Los gemelos, que siempre tenía hinchados, ahora lucen un mejor aspecto. También he reducido cuatro centímetros de cadera y puedo ponerme los pantalones que antes me quedaban demasiado ajustados.

Antes, cuando caminaba, solo usaba los músculos externos, mientras que ahora los internos también trabajan. Siempre he tenido la cintura doblada y los hombros hacia dentro, pero ahora que los músculos del abdomen y el tronco funcionan, ¡mi postura ha mejorado!

He probado tantas dietas a lo largo de mi vida que pensaba que estaba condenada a saltar de una a otra sin resultados. Aunque me abstenía de comer o eliminar los carbohidratos de mi dieta, no podía seguir con ese estilo de vida para siempre, así que acababa recuperando peso. Debido a esto, me di cuenta de lo importante que es perder peso mientras sigues comiendo lo mismo; por eso, ahora hago tres comidas al día y no me abstengo de mis dulces favoritos. No tener que cambiar mi dieta es una gran ventaja.

Además, es estupendo que sean movimientos fáciles de aprender y que pueda hacerlos en casa cuando tengo un poco de tiempo. Si tienes algo de experiencia haciendo ejercicio te resultarán muy fáciles. Incluso yo, con el cuerpo tan rígido que tenía, los pude hacer sin problemas; diría que cualquiera los puede practicar sin ninguna dificultad.

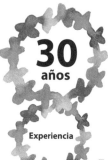

Misato Wakaki (seudónimo), 34 años

¡Adiós a la cintura deformada y a la figura de pato! Un cuerpo tonificado del abdomen a los gemelos

Desde hacía un tiempo me decían que tenía los músculos abdominales débiles y la pelvis deformada porque tenía la cintura encorvada. Mi cuerpo tenía forma de pato, la parte inferior del abdomen sobresalía, tenía las nalgas prominentes y los muslos gruesos.

También me preocupaba la hinchazón. Aunque no bebo alcohol, cuando me despierto por las mañanas tengo la cara y los párpados hinchados. Como trabajo todo el día de pie, por la noche tengo las piernas hinchadas.

Además, solo tengo dos días libres a la semana y siempre sufría de estreñimiento. Por aquel entonces, conocí a la doctora Imamura y me enseñó los estiramientos de 1 minuto. Pensé: «¿Por qué no intentarlo?».

Durante los primeros dos meses le dedicaba diez minutos de mi hora del almuerzo. Si a esa hora no podía, los hacía por la noche, pero siempre una vez al día. Estaba tan ocupada que había descuidado mi propio cuerpo, así que al principio estaba tan rígida que era incapaz de moverme como quería, además de tener unas agujetas terribles.

Pero un par de semanas después, mi cuerpo se relajó y, poco a poco, el rango de movimiento de mis articulaciones fue aumentando.

Un tiempo después, pude hacer todos los movimientos que me había enseñado.

Al mes de empezar, ya no notaba hinchazón en la cara ni en los párpados ni en las piernas. Un mes y medio más tarde, mi condición física había mejorado considerablemente y pasé a hacer los ejercicios solo dos o tres veces por semana.

Mis glúteos se volvieron más firmes y redujeron su tamaño. Tenía el abdomen inferior más plano y cuando me miraba al espejo, notaba que había adelgazado. Dos meses más tarde había reducido siete centímetros de cintura y un kilo y medio de peso. El porcentaje de grasa corporal también disminuyó un dos por ciento.

Además, estoy comiendo lo mismo que de costumbre. Me encanta la comida precocinada, me gusta mucho el pollo frito, la pasta congelada y el ramen. Podría perder más peso todavía si cambiara mis hábitos alimenticios, pero estoy muy satisfecha con haber corregido la deformación de la cintura y haberme deshecho del cuerpo de pato que tenía antes. Me alegra poder ponerme pantalones ajustados y sentir que tengo el abdomen, los muslos y las pantorrillas tonificados. La gente a mi alrededor se ha dado cuenta de que tengo el vientre plano y el trasero más pequeño y firme. Además, también ha desaparecido el dolor de espalda que me había acompañado durante los últimos seis o siete años, tanto si estaba de pie como sentada.

Tal vez porque ahora me siento más liviana física y mentalmente, los hombres se me acercan a menudo, y ahora incluso tengo pareja. No todos los días he hecho los ejercicios y tampoco he cambiado lo que como ni la cantidad que como, pero, aun así, la forma de mi cuerpo ha cambiado drásticamente.

Takako Mikami (seudónimo), 31 años

Adelgacé cintura, cadera y muslos sin dejar el alcohol ni los dulces

Cuando el tamaño de mis muslos y vientre me empezó a preocupar, la doctora Imamura me enseñó los estiramientos musculares de 1 minuto. Tardo unos cinco minutos entre que elijo la postura y la hago. Al principio, el movimiento de mis articulaciones era tan malo que un minuto me parecía eterno, pero a las dos semanas ya podía hacerlo sin dificultades. Un mes después, mi postura cambió mucho. Antes me inclinaba hacia atrás y sacaba tripa, ahora estoy recta con el vientre firme de forma natural.

Además, antes me dolía la base del dedo gordo del pie con cualquier tipo de calzado porque tenía juanetes, pero ahora puedo ponerme los zapatos que quiera porque ya no me duelen al caminar.

Por supuesto, mi cuerpo también ha cambiado. Mi abdomen, que antes era muy voluminoso, ahora es mucho más bonito. En un mes perdí cinco centímetros de cintura, dos centímetros de muslos y cuatro centímetros de cadera. Antes notaba los pantalones muy ajustados, y ahora uso una talla menos.

También me encantan el alcohol y los dulces, por lo que en ningún momento he dejado de beber ni de comer, pero he conseguido mantener mi figura sin miedo al efecto rebote. ¡Estoy muy contenta de haber podido cambiar la forma de mi cuerpo sin tener que renunciar a ninguna comida!

Kayoko Watanabe (seudónimo), 61 años

Ahora tengo el vientre plano y 23 cm menos de cintura, y puedo salir porque ya no me duele la cadera

En los últimos quince años había engordado quince kilos. Padezco artrosis en la cadera desde hace trece años y me operaron hace cuatro porque me dolía tanto que no podía moverme. Además, me encanta comer, así que me resultaba imposible abstenerme de ciertas cosas y no paraba de engordar.

Tenía grasa en el vientre y la espalda. Cuando me probaba ropa, siempre me quedaba mal y nunca podía ir a la moda. Cuando recogía cosas del suelo, me dolían el abdomen y el pecho, y a menudo me caía hacia atrás cuando me ponía en cuclillas. Sin embargo, no quería reconocer que tenía sobrepeso, así que nunca me pesaba y tampoco me sacaba fotos: hay muy pocas de cuando pesaba tanto. Me sorprendía a mí misma cuando veía mi reflejo en algún escaparate. Fue entonces cuando me enseñaron los estiramientos musculares de 1 minuto.

Cuando los hice por primera vez, me parecieron tan fáciles que no creí que sirvieran para adelgazar. Pero pensaba que hacer dieta me costaría mucho dinero y que no sería capaz de seguir una rutina de ejercicio.

Todavía hago los estiramientos todas las mañanas, pero algún día se me olvida. Al principio, un minuto de estiramientos se me hacía muy largo, pero poco a poco empecé a sentir que mi cuerpo se volvía más flexible. Estoy viendo cómo me cambia el cuerpo: el movimiento articular se ha vuelto más amplio y ahora puedo inclinarme hacia delante. Siento una sensación de logro que me ayuda a seguir adelante.

¡He perdido la grasa abdominal en tres semanas!

Tres semanas después de empezar, me sorprendí al darme cuenta de que la grasa que me sobresalía del abdomen al inclinarme hacia delante había desaparecido y podía doblarme sin problemas. Al principio, tenía tres michelines en el vientre, como un barril de cerveza. Poco a poco se fue aplanando y ahora ni se nota. En este último año he perdido 23 centímetros de cintura y he pasado de usar una talla XXL a una M. Ahora puedo elegir la ropa que me gusta y cuando me la pruebo y me miro en el espejo, me queda justo como imaginaba. Ahora sí que disfruto de la moda.

El otro día descubrí que he bajado una talla del casco de moto: un casco tiene que ajustarse a la perfección, y cuando me lo puse y noté que me quedaba grande, al principio pensé que me había equivocado y había usado el de mi marido. Ahora tengo el rostro más pequeño y mis amigos, a los que hacía mucho tiempo que no veía, me dicen: «Tienes la cara completamente distinta. ¿Te has hecho algo?», «Pareces más joven y delgada» y «Es como si hubieras vuelto atrás en el tiempo». Cuando estaba más gorda pesaba entre sesenta y cuatro y sesenta y seis kilos, pero ahora que he adelgazado, ¡peso cincuenta y seis con ocho! Además, mi porcentaje de grasa corporal también se ha reducido.

Lo más extraño de todo es que, sin darme cuenta, estoy comiendo menos.

Me encanta comer y siempre me servía un tazón de arroz enorme y me lo acababa todo. Ahora, con un tazón normal ya me siento llena. Sin embargo, sigo comiendo chocolate, pasteles y otros dulces que me gustan. No me contengo.

Además, no solo me ha servido como dieta, sino que mi estado de salud también ha mejorado. Antes tenía la presión arterial alrededor de ciento cuarenta y ahora la tengo en ciento veinte, que está cerca de lo normal. El estreñimiento ha desaparecido y me noto la piel mejor, y ya no tengo granos en la espalda ni en los muslos.

Antes me daba miedo subirme a una silla y coger algo de un lugar alto, pero ahora puedo hacerlo, supongo que porque tengo los músculos del tronco más fuertes. Parece mentira que antes me costara mantener el equilibrio y me cayera tan a menudo. Estoy muy contenta, porque no solo he adelgazado, sino que he recuperado la flexibilidad y el equilibrio.

Gracias a que tengo el cuerpo más delgado, la cadera está en buenas condiciones y puedo ir andando a cualquier parte. Antes ni siquiera podía salir a pasear al perro treinta minutos por culpa del dolor. Además, el médico me había advertido que, si aumentaba de peso, la cadera me dolería y me tendrían que operar de nuevo para ponerme una prótesis. Cada kilo que aumentase era una carga seis veces mayor para la cadera, es decir, equivalía a seis kilos. De hecho, aumentar de peso me provocaba mucho más dolor en la cadera. El miedo al dolor me impedía salir de viaje, cosa que me encantaba, y, llegado el momento, me sentí muy deprimida: pensaba que mi vida se había acabado. Por eso ahora estoy tan contenta por mi cambio y mi condición física actual.

Epílogo

En el pasado rechazaba visitas de pacientes cuyo único propósito era adelgazar, porque estaba comprometida con aliviar el dolor y mejorar las funciones corporales de mis pacientes. Cuando todavía estudiaba, presencié cómo algunos de mis compañeros del equipo de atletismo tenían que renunciar a competiciones importantes por culpa de lesiones. Entrenaban todos los días, mañana y tarde, pero, a pesar de entrenar tanto y dedicar todo su tiempo a ello, ni siquiera pudieron comprobar los resultados de su entrenamiento. Incluso ahora, se me hiela el alma cuando lo recuerdo.

Quería convertirme en terapeuta para aliviar su desesperación. Por eso, empecé a trabajar en una clínica osteopática cuando aún estaba en la secundaria. Los músculos eran mi única preocupación. Incluso cuando mi novio y yo nos cogimos de la mano por primera vez, aproveché para palpar con los dedos el volumen de su músculo aductor del pulgar, a pesar de lo nerviosa que estaba.

Después de aquello, durante más de diez años me dediqué a estudiar el papel de los músculos, cómo debían funcionar las articulaciones y cómo usar el cuerpo con mayor comodidad.

Lo que cambió mi forma de pensar fue un encuentro con una paciente de unos treinta años. Tenía el cuerpo destrozado por culpa del trabajo de oficina: sufría de rigidez severa en los hombros, dolor lumbar, etcétera.

Tenía mala cara y solo con mirarla notabas que estaba agotada. Recuerdo que era antipática, y que siempre estaba tensa por miedo al rechazo. Quería que le tratara el agarrotamiento de los hombros y el dolor de la parte inferior de la espalda, dolor que le llegaba hasta los glúteos.

A medida que fue recuperando el rango de movimiento articular, adelgazó. Al inicio solo la cintura, y eso ya mejoró su apariencia y su estado de ánimo. Al principio del tratamiento, nuestras conversaciones giraban en torno a dónde le dolía, qué le hacía enfadar, etcétera. Pero luego, cuando venía una vez a la semana, me contaba, por ejemplo, a dónde iba después del tratamiento.

Su dolor iba desapareciendo, y poco a poco perdía grasa corporal mientras cambiaba la forma de su cuerpo, su peinado, la ropa que usaba… Parecía una persona distinta a la mujer que vi la primera vez en la clínica. Me contó que se había comprado el bolso de marca que tanto quería y que había empezado a ponerse tacones para ir al trabajo.

Una vez terminó el tratamiento, la visitaba una vez cada dos o tres meses para hacer el mantenimiento y controlar que todo estuviera bien.

«Siempre me había acomplejado estar gorda y no era capaz de mirar a los hombres a la cara cuando me hablaban. Pero, por primera vez en mi vida, tengo novio. Aunque no dije ni una palabra a la doctora sobre querer perder peso, agradezco mucho su ayuda». Cada vez que recuerdo su sonrisa al decirme estas palabras, mi corazón se llena de ternura.

Me había pasado toda la vida pensando en tratar las lesiones y molestias de mis pacientes, en mejorar las funciones del cuerpo, pero no entendía que, para aquellos que querían adelgazar y no podían, conseguirlo podía cambiar sus vidas. Estoy muy contenta de haberla ayudado a mejorar su vida y nunca olvidaré nuestro encuentro.

Cuando sigues una dieta restrictiva, es fácil estar irritable y pagarlo con cualquiera. Además, te sientes culpable cuando comes algo que no deberías. Por otro lado, no ser capaz de tener una rutina de ejercicio y que la gente te diga que no has adelgazado nada es agotador. Cuando pagas un tratamiento de belleza y adelgazas un poco, te decepcionas al mirarte en el espejo y ver que no has cambiado en absoluto. Una dieta fallida es muy dañina y te mata el espíritu. Lo sé porque también me ha pasado. Por todas estas razones, empecé a especializarme en mejorar la forma del cuerpo y el cuidado postparto desde cero. Escribí este libro para resumir todos los conocimientos que he obtenido y dar esperanza a todas aquellas personas que quieren adelgazar, pero que no pueden por mucho que lo intenten.

Cambiar tu cuerpo te cambiará la vida.

Quizá algunas personas que harán estos ejercicios les parecerán un poco difíciles. Muchas gracias de todo corazón por elegir este libro: os envío mi apoyo para conseguir vuestro reto.

El cuerpo que tenemos es para toda la vida y por mucho que pueda llegar a dolernos, no es posible reemplazarlo. Sin embargo, puedes cambiarlo dependiendo de cómo lo cuides en tu día a día. Reactiva los músculos y las articulaciones que trabajan las veinticuatro horas del día. Espero que recuperes tu belleza y mejores tu vida consiguiendo un cuerpo más parecido al que deseas.

Deseo sinceramente que este libro te ayude a recobrar la sonrisa.

Gracias por leerme hasta el final.

Kyoko Imamura

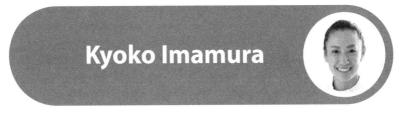

Kyoko Imamura

Kyoko Imamura es la directora de la Clínica Osteopática Asahi Nihonbashi Hamacho. Es terapeuta de judo y acupunturista.

Nació en la prefectura de Osaka. Cuando cursaba la secundaria, se lesionó haciendo atletismo (carreras de media distancia) y empezó a interesarse por el mantenimiento del cuerpo y aprendió varios tipos de cuidados corporales. A los veintiún años, empezó a trabajar en una clínica osteopática centrada en la rehabilitación postoperatoria para personas mayores; mientras tanto, investigaba formas de reducir el dolor y la rigidez corporal. A los veintiocho años, se centró en tratamientos para mejorar la postura y aliviar distintas molestias. Sus clientas eran empresarias. Pero pronto su tratamiento ganó reputación, no solo por eliminar los dolores, sino porque también adelgazaban. Desde entonces, aumentó su clientela a modelos y deportistas.

A partir de los treinta y dos años, también se especializó en la mejora física de la mujer y el cuidado postparto. Aprovecha su propia experiencia con el embarazo y el parto para proporcionar cuidados postnatales a más de seis mil mujeres al año.

Esperamos que haya disfrutado de
Un cuerpo 10 en 1 minuto, de Kyoko Imamura,
y le invitamos a visitarnos
en www.kitsunebooks.org,
donde encontrará más información
sobre nuestras publicaciones.

Recuerde que también puede seguir
a Kitsune Books en redes sociales
o suscribirse a nuestra *newsletter.*

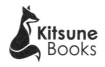